Migræne-logbog

Denne bog hører til:

Hvis du kan finde ud af, hvor dine smerter er placeret, kan det være det kan være nøglen til at finde ud af hvorfor du har smerterne.
Denne dagbog kan hjælpe dig med at holde styr på dine symptomer og finde effektiv lindring eller beslutte, om du har brug for lægehjælp.

Migræne-logbog

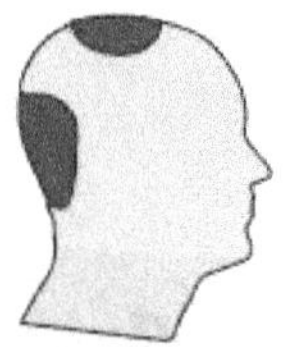

Nakke

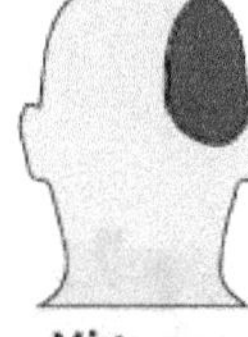

Migræne

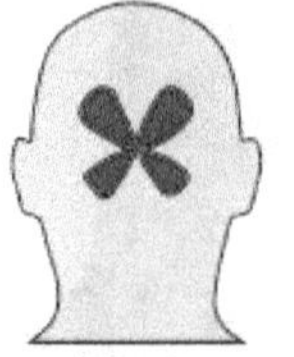

Bihule

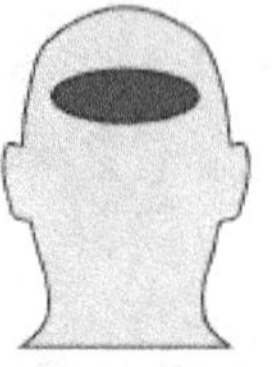

Spænding

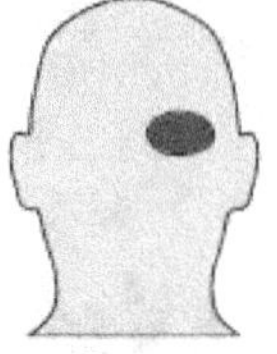

Klynge

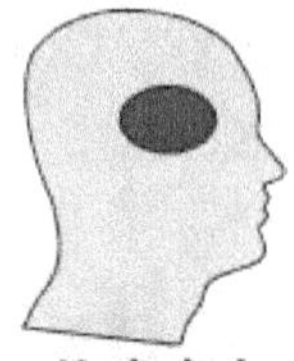

Kæbeled

DATO: _______________   **TID [ ]:** _______________

☐   ☐   ☐   ☐   ☐   ☐   🌡 _______________

Sværhedsgraden af smerte

1	2	3	4	5	6	7	8	9	10

Udløsere

☐ Sult	☐ Søvnløshed
☐ Skarpt lys	☐ Sygdom
☐ Kaffe	☐ Træthed
☐ Stress på arbejdet	☐ Lugte/Dufte
☐ Stress derhjemme	☐ Bevægelse
☐ Sprang over måltider	☐ Øjenbelastning
☐ Angst	☐ _______________

Hjælpeforanstaltninger

Medicin	
Vand	
Sleepo	
Øvelse	
Andet	
Andet	

Noter: _______________

Migræne-logbog

Migræne-logbog

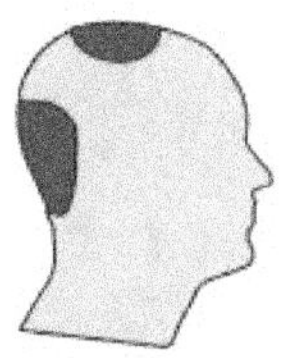 Nakke

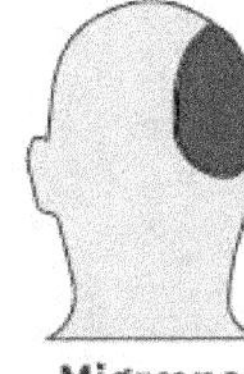 Migræne

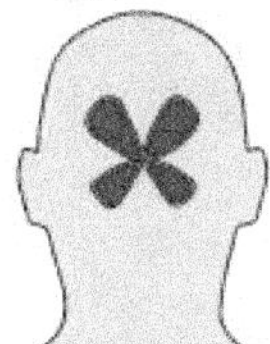 Bihule

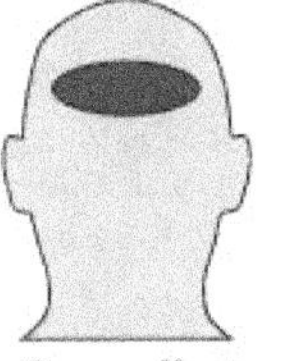 Spænding

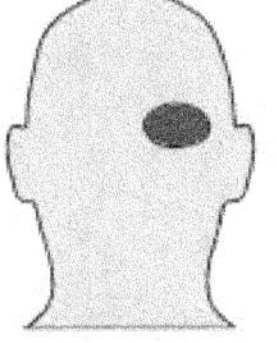 Klynge

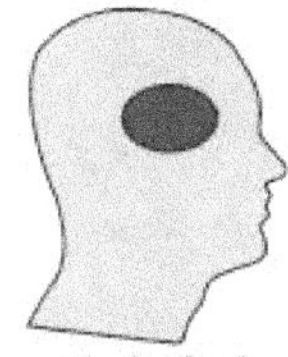 Kæbeled

DATO: _____________   TID [ ]: _____________

☐   ☐   ☐   ☐   ☐   ☐   🌡 _____________

Sværhedsgraden af smerte

1	2	3	4	5	6	7	8	9	10

Udløsere

☐ Sult   ☐ Søvnløshed

☐ Skarpt lys   ☐ Sygdom

☐ Kaffe   ☐ Træthed

☐ Stress på arbejdet   ☐ Lugte/Dufte

☐ Stress derhjemme   ☐ Bevægelse

☐ Sprang over måltider   ☐ Øjenbelastning

☐ Angst   ☐ _____________

Hjælpeforanstaltninger

Medicin	
Vand	
Sleepo	
Øvelse	
Andet	
Andet	

Noter: _____________

Migræne-logbog

Migræne-logbog

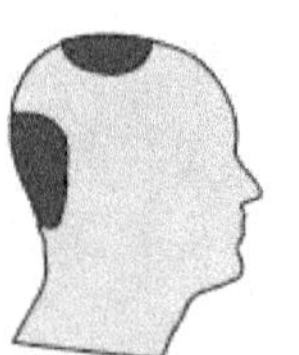 Nakke

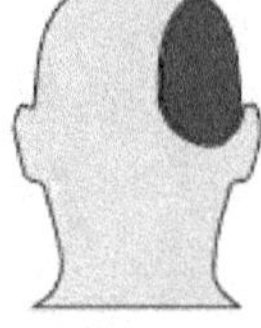 Migræne

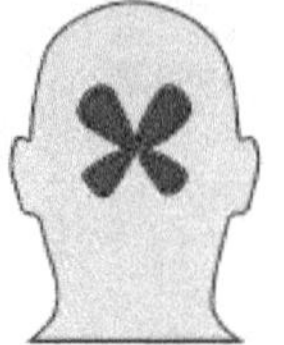 Bihule

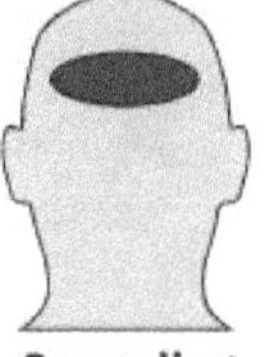 Spænding

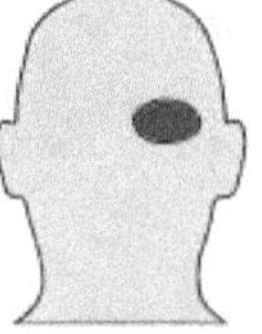 Klynge

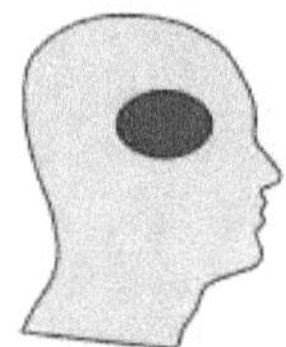 Kæbeled

DATO: _______________ **TID [ ]:** _______________

☐ ☐ ☐ ☐ ☐ ☐ _______________

Sværhedsgraden af smerte

1	2	3	4	5	6	7	8	9	10

Udløsere

☐ Sult   ☐ Søvnløshed

☐ Skarpt lys   ☐ Sygdom

☐ Kaffe   ☐ Træthed

☐ Stress på arbejdet   ☐ Lugte/Dufte

☐ Stress derhjemme   ☐ Bevægelse

☐ Sprang over måltider   ☐ Øjenbelastning

☐ Angst   ☐ _______________

Hjælpeforanstaltninger

Medicin	
Vand	
Sleepo	
Øvelse	
Andet	
Andet	

Noter: _______________

Migræne-logbog

Migræne-logbog

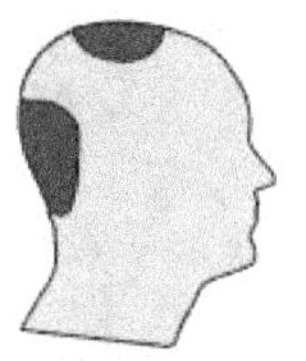

Nakke

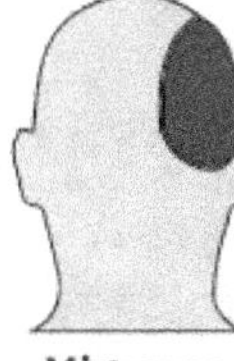

Migræne

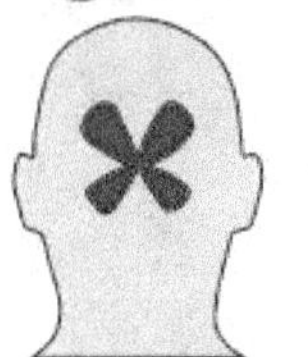

Bihule

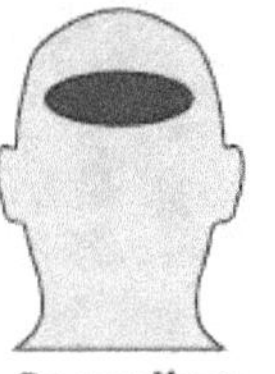

Spænding

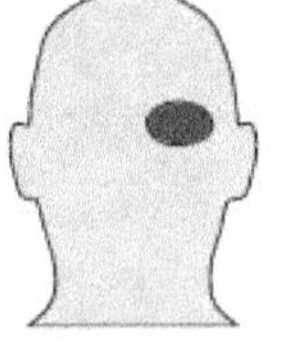

Klynge

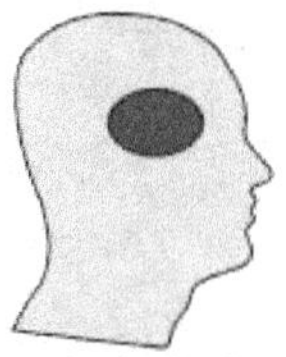

Kæbeled

DATO: _______________   **TID [ ]:** _______________

☐ ☐ ☐ ☐ ☐ ☐ _______

Sværhedsgraden af smerte

1	2	3	4	5	6	7	8	9	10

Udløsere

☐ Sult   ☐ Søvnløshed

☐ Skarpt lys   ☐ Sygdom

☐ Kaffe   ☐ Træthed

☐ Stress på arbejdet   ☐ Lugte/Dufte

☐ Stress derhjemme   ☐ Bevægelse

☐ Sprang over måltider   ☐ Øjenbelastning

☐ Angst   ☐ _______________

Hjælpeforanstaltninger

Medicin	
Vand	
Sleepo	
Øvelse	
Andet	
Andet	

Noter: _______________________________

Migræne-logbog

Migræne-logbog

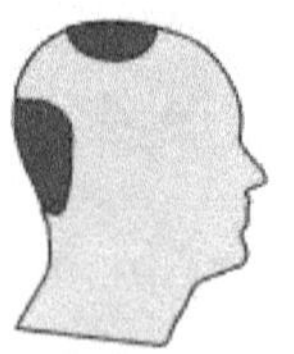
Nakke

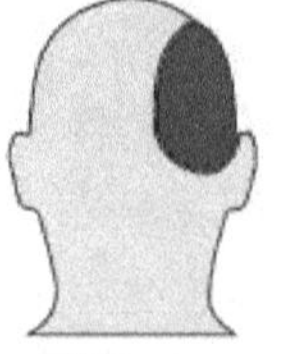
Migræne

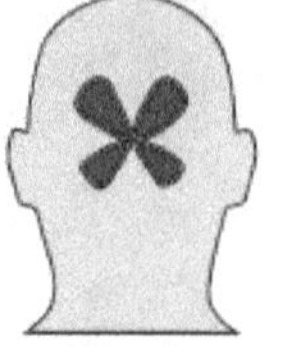
Bihule

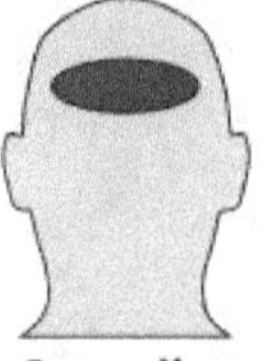
Spænding

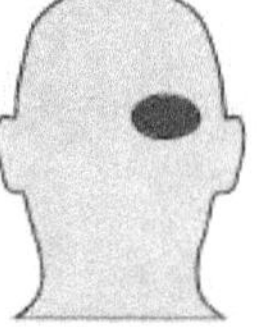
Klynge

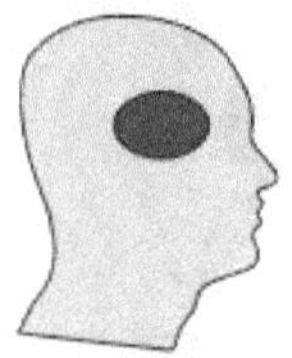
Kæbeled

DATO: ______________________   **TID [ ]:** ______________________

☐ ☐ ☐ ☐ ☐ ☐   ______

Sværhedsgraden af smerte

1	2	3	4	5	6	7	8	9	10

Udløsere

☐ Sult   ☐ Søvnløshed

☐ Skarpt lys   ☐ Sygdom

☐ Kaffe   ☐ Træthed

☐ Stress på arbejdet   ☐ Lugte/Dufte

☐ Stress derhjemme   ☐ Bevægelse

☐ Sprang over måltider   ☐ Øjenbelastning

☐ Angst   ☐ ______________

Hjælpeforanstaltninger

Medicin	
Vand	
Sleepo	
Øvelse	
Andet	
Andet	

Noter: ______________________

Migræne-logbog

Migræne-logbog

Nakke	Migræne	Bihule	Spænding	Klynge	Kæbeled

DATO: ______________________   **TID [ ]:** ______________________

☐ ☐ ☐ ☐ ☐ ☐   (termometer) ______

Sværhedsgraden af smerte

1	2	3	4	5	6	7	8	9	10

Udløsere

- ☐ Sult
- ☐ Skarpt lys
- ☐ Kaffe
- ☐ Stress på arbejdet
- ☐ Stress derhjemme
- ☐ Sprang over måltider
- ☐ Angst
- ☐ Søvnløshed
- ☐ Sygdom
- ☐ Træthed
- ☐ Lugte/Dufte
- ☐ Bevægelse
- ☐ Øjenbelastning
- ☐ ______________________

Hjælpeforanstaltninger

Medicin	
Vand	
Sleepo	
Øvelse	
Andet	
Andet	

Noter: ______________________

Migræne-logbog

Migræne-logbog

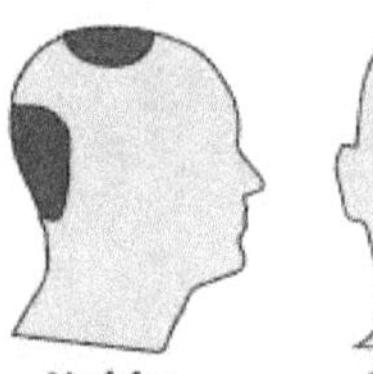

Nakke

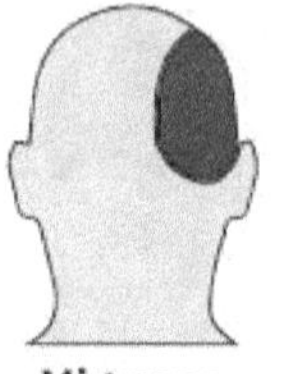

Migræne

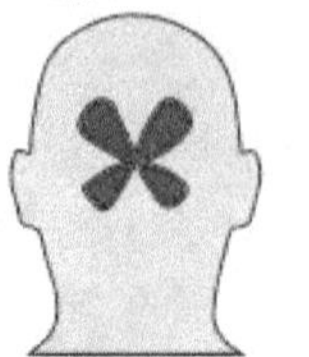

Bihule

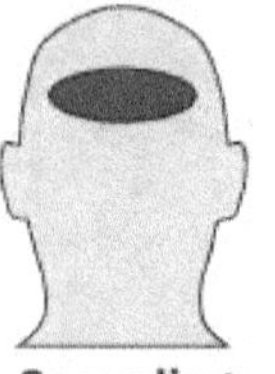

Spænding

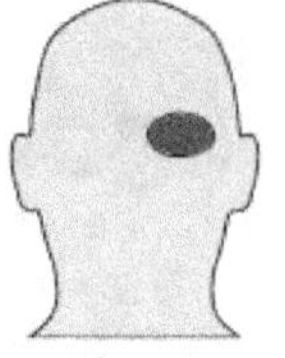

Klynge

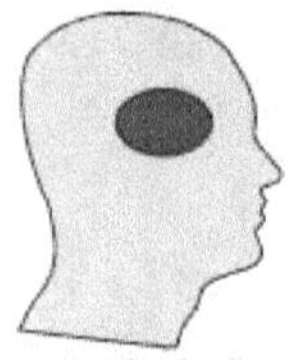

Kæbeled

DATO: _______________   **TID [ ]:** _______________ _______________

Sværhedsgraden af smerte

1	2	3	4	5	6	7	8	9	10

Udløsere

- ☐ Sult
- ☐ Skarpt lys
- ☐ Kaffe
- ☐ Stress på arbejdet
- ☐ Stress derhjemme
- ☐ Sprang over måltider
- ☐ Angst
- ☐ Søvnløshed
- ☐ Sygdom
- ☐ Træthed
- ☐ Lugte/Dufte
- ☐ Bevægelse
- ☐ Øjenbelastning
- ☐ _______________

Hjælpeforanstaltninger

Medicin	
Vand	
Sleepo	
Øvelse	
Andet	
Andet	

Noter: _______________

Migræne-logbog

Migræne-logbog

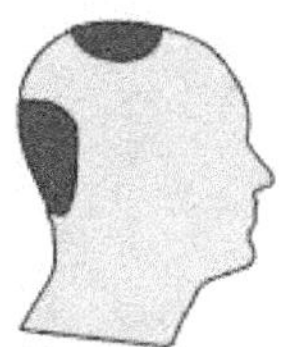
Nakke

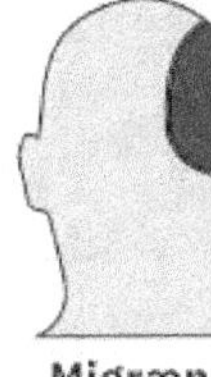
Migræne

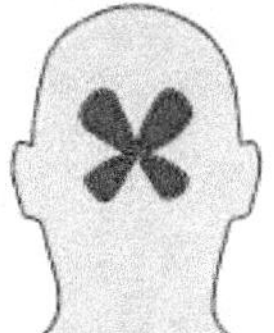
Bihule

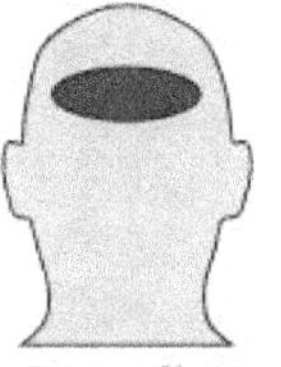
Spænding

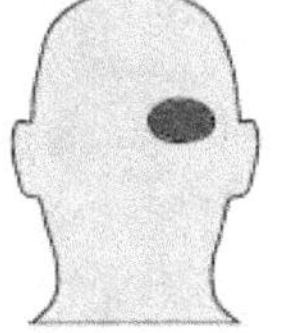
Klynge

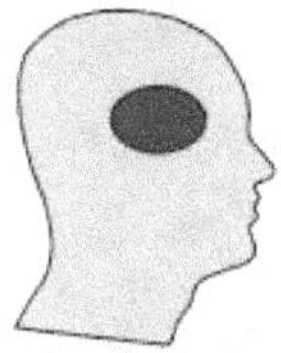
Kæbeled

DATO: ______________________   **TID [ ]:** ______________________

☐ ☐ ☐ ☐ ☐ ☐

Sværhedsgraden af smerte

1	2	3	4	5	6	7	8	9	10

Udløsere

☐ Sult   ☐ Søvnløshed

☐ Skarpt lys   ☐ Sygdom

☐ Kaffe   ☐ Træthed

☐ Stress på arbejdet   ☐ Lugte/Dufte

☐ Stress derhjemme   ☐ Bevægelse

☐ Sprang over måltider   ☐ Øjenbelastning

☐ Angst   ☐ ______________

Hjælpeforanstaltninger

Medicin	
Vand	
Sleepo	
Øvelse	
Andet	
Andet	

Noter: ______________________

Migræne-logbog

Migræne-logbog

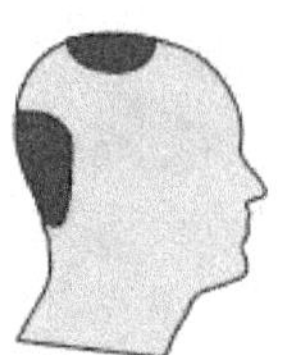 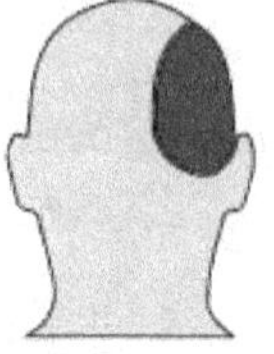 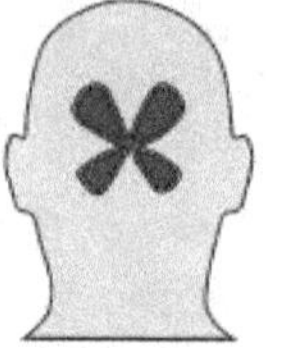 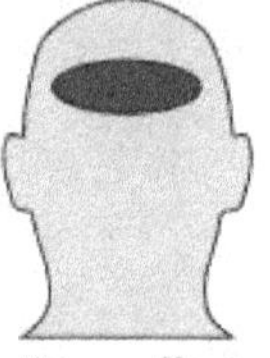 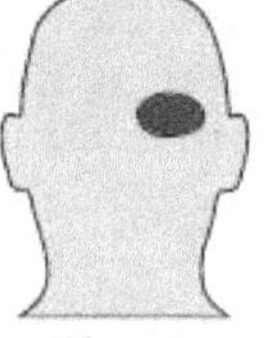 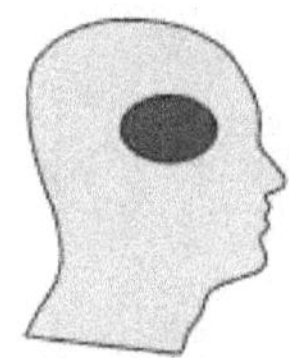

| Nakke | Migræne | Bihule | Spænding | Klynge | Kæbeled |

DATO: _______________ **TID [ ]:** _______________

Sværhedsgraden af smerte

1	2	3	4	5	6	7	8	9	10

Udløsere

☐ Sult	☐ Søvnløshed
☐ Skarpt lys	☐ Sygdom
☐ Kaffe	☐ Træthed
☐ Stress på arbejdet	☐ Lugte/Dufte
☐ Stress derhjemme	☐ Bevægelse
☐ Sprang over måltider	☐ Øjenbelastning
☐ Angst	☐ _______________

Hjælpeforanstaltninger

Medicin	
Vand	
Sleepo	
Øvelse	
Andet	
Andet	

Noter: _______________

Migræne-logbog

Migræne-logbog

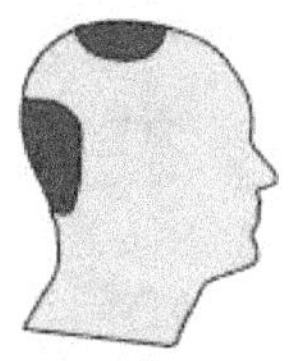 Nakke
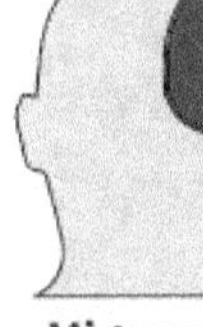 Migræne
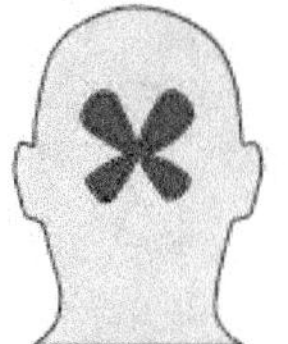 Bihule
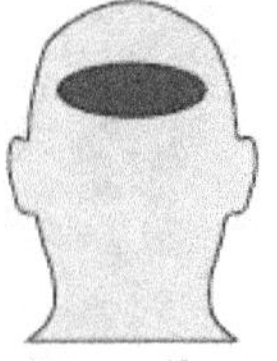 Spænding
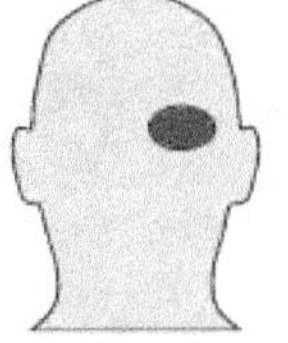 Klynge
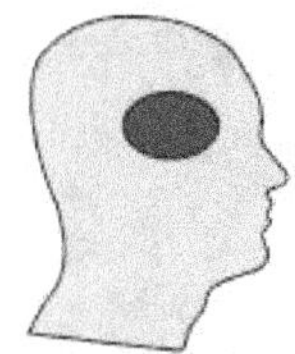 Kæbeled

DATO: __________________ TID [ ]: __________________

☐   ☐   ☐   ☐   ☐   ☐   __________

Sværhedsgraden af smerte

1	2	3	4	5	6	7	8	9	10

Udløsere

☐ Sult	☐ Søvnløshed
☐ Skarpt lys	☐ Sygdom
☐ Kaffe	☐ Træthed
☐ Stress på arbejdet	☐ Lugte/Dufte
☐ Stress derhjemme	☐ Bevægelse
☐ Sprang over måltider	☐ Øjenbelastning
☐ Angst	☐ __________

Hjælpeforanstaltninger

Medicin	
Vand	
Sleepo	
Øvelse	
Andet	
Andet	

Noter: __________________

Migræne-logbog

Migræne-logbog

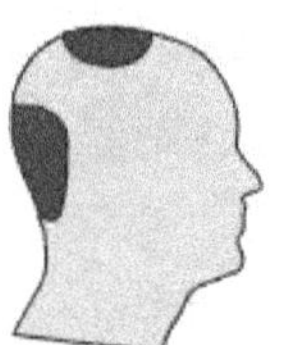
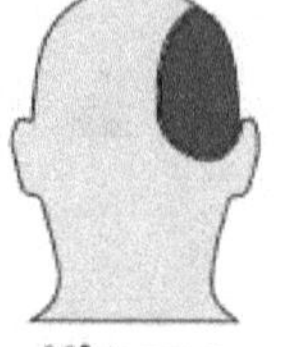
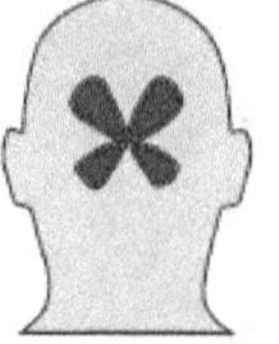
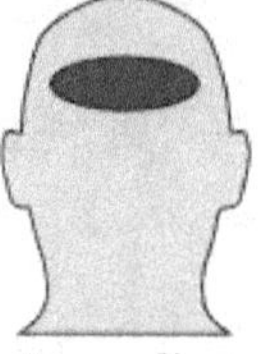
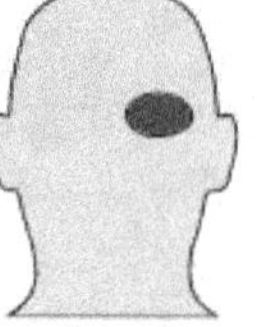
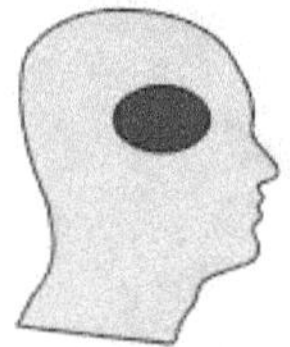

| Nakke | Migræne | Bihule | Spænding | Klynge | Kæbeled |

DATO: _______________ **TID [ ]:** _______________

☐ ☐ ☐ ☐ ☐ ☐

Sværhedsgraden af smerte

1	2	3	4	5	6	7	8	9	10

Udløsere

☐ Sult   ☐ Søvnløshed

☐ Skarpt lys   ☐ Sygdom

☐ Kaffe   ☐ Træthed

☐ Stress på arbejdet   ☐ Lugte/Dufte

☐ Stress derhjemme   ☐ Bevægelse

☐ Sprang over måltider   ☐ Øjenbelastning

☐ Angst   ☐ _______________

Hjælpeforanstaltninger

Medicin	
Vand	
Sleepo	
Øvelse	
Andet	
Andet	

Noter: _______________

Migræne-logbog

Migræne-logbog

| Nakke | Migræne | Bihule | Spænding | Klynge | Kæbeled |

DATO: ________________   TID [ ]: ________   ________

Sværhedsgraden af smerte

| 1 | 2 | 3 | 4 | 5 | 6 | 7 | 8 | 9 | 10 |

Udløsere

- ☐ Sult
- ☐ Skarpt lys
- ☐ Kaffe
- ☐ Stress på arbejdet
- ☐ Stress derhjemme
- ☐ Sprang over måltider
- ☐ Angst
- ☐ Søvnløshed
- ☐ Sygdom
- ☐ Træthed
- ☐ Lugte/Dufte
- ☐ Bevægelse
- ☐ Øjenbelastning
- ☐ ________________

Hjælpeforanstaltninger

Medicin	
Vand	
Sleepo	
Øvelse	
Andet	
Andet	

Noter: ________________________________

Migræne-logbog
Migræne-logbog

Migræne-logbog

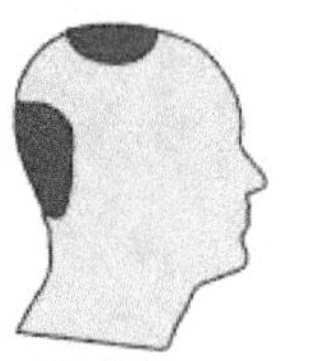

Nakke

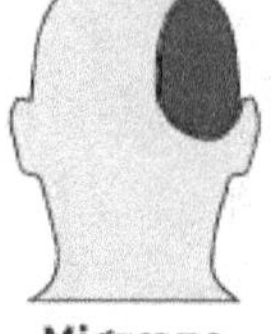

Migræne

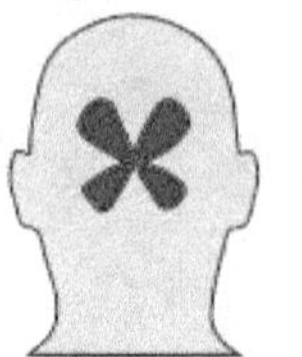

Bihule

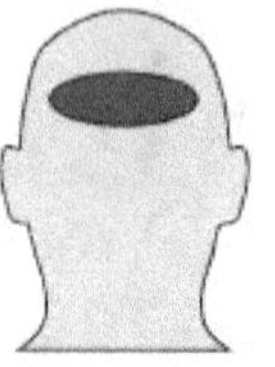

Spænding

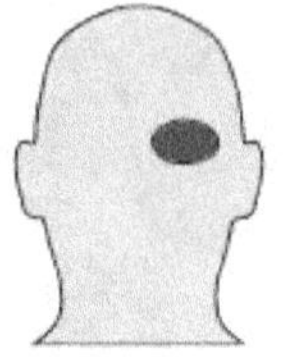

Klynge

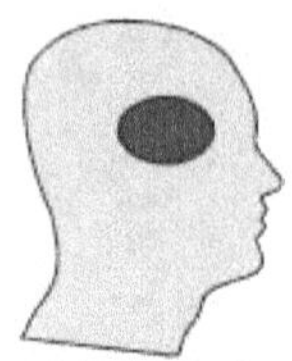

Kæbeled

DATO: ___________________   **TID [ ]:** ___________________

☐   ☐   ☐   ☐   ☐   ☐   🌡 ___________

Sværhedsgraden af smerte

1	2	3	4	5	6	7	8	9	10

Udløsere

☐ Sult   ☐ Søvnløshed

☐ Skarpt lys   ☐ Sygdom

☐ Kaffe   ☐ Træthed

☐ Stress på arbejdet   ☐ Lugte/Dufte

☐ Stress derhjemme   ☐ Bevægelse

☐ Sprang over måltider   ☐ Øjenbelastning

☐ Angst   ☐ ___________

Hjælpeforanstaltninger

Medicin	
Vand	
Sleepo	
Øvelse	
Andet	
Andet	

Noter: ___________________

Migræne-logbog

Migræne-logbog

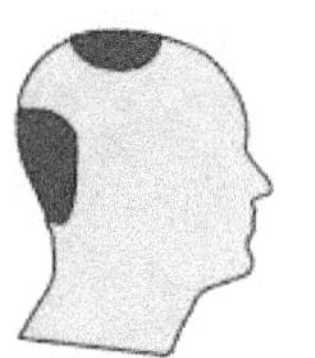 Nakke

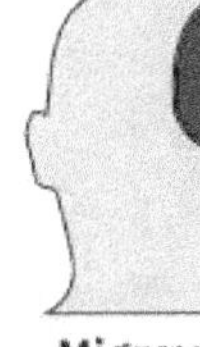 Migræne

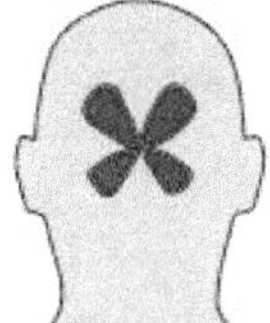 Bihule

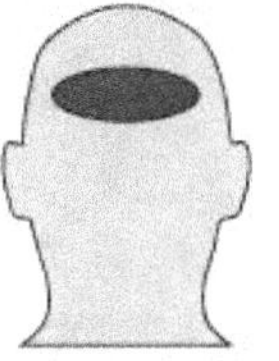 Spænding

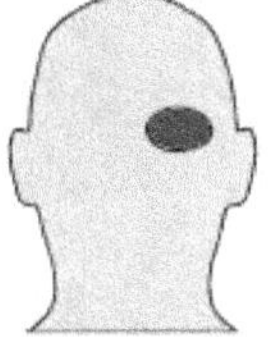 Klynge

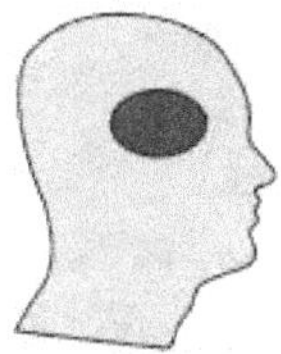 Kæbeled

DATO: _______________ **TID [ ]:** _______________

☐ ☐ ☐ ☐ ☐ ☐ 🌡 _______

Sværhedsgraden af smerte

1	2	3	4	5	6	7	8	9	10

Udløsere

☐ Sult	☐ Søvnløshed
☐ Skarpt lys	☐ Sygdom
☐ Kaffe	☐ Træthed
☐ Stress på arbejdet	☐ Lugte/Dufte
☐ Stress derhjemme	☐ Bevægelse
☐ Sprang over måltider	☐ Øjenbelastning
☐ Angst	☐ _____________

Hjælpeforanstaltninger

Medicin	
Vand	
Sleepo	
Øvelse	
Andet	
Andet	

Noter: _______________________________

Migræne-logbog

Migræne-logbog

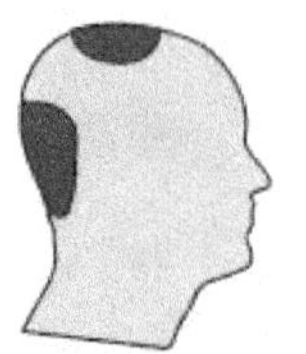
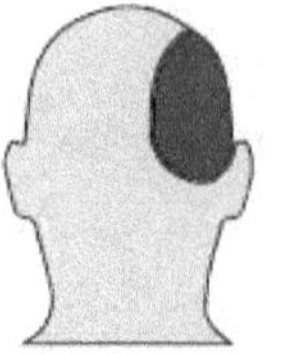
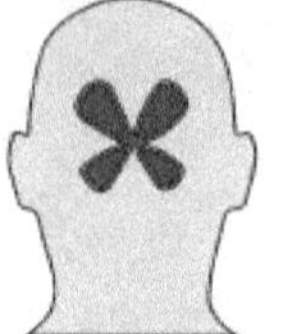
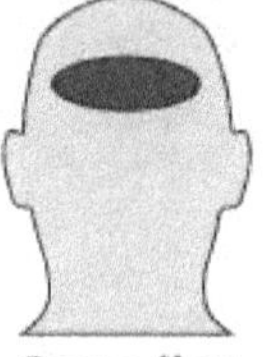
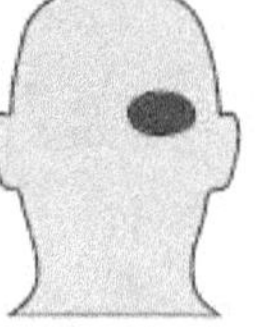
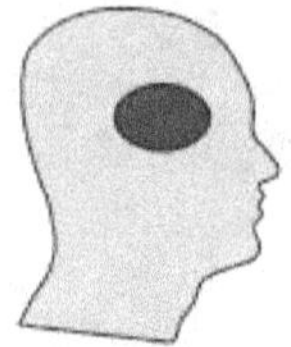

| Nakke | Migræne | Bihule | Spænding | Klynge | Kæbeled |

DATO: ___________________ **TID [ ]:** ___________________

Sværhedsgraden af smerte

| 1 | 2 | 3 | 4 | 5 | 6 | 7 | 8 | 9 | 10 |

Udløsere

- ☐ Sult
- ☐ Skarpt lys
- ☐ Kaffe
- ☐ Stress på arbejdet
- ☐ Stress derhjemme
- ☐ Sprang over måltider
- ☐ Angst

- ☐ Søvnløshed
- ☐ Sygdom
- ☐ Træthed
- ☐ Lugte/Dufte
- ☐ Bevægelse
- ☐ Øjenbelastning
- ☐ ___________________

Hjælpeforanstaltninger

Medicin	
Vand	
Sleepo	
Øvelse	
Andet	
Andet	

Noter: ___________________

Migræne-logbog

Migræne-logbog

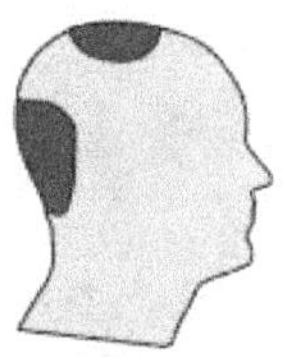
Nakke

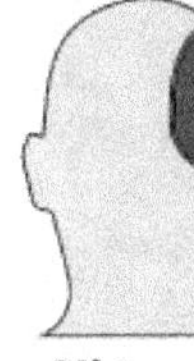
Migræne

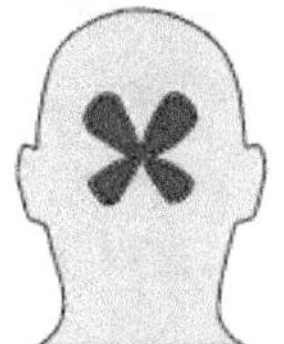
Bihule

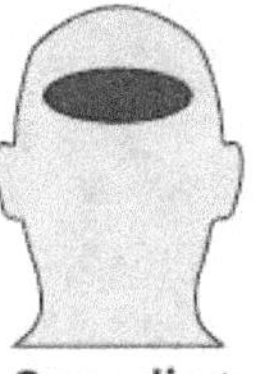
Spænding

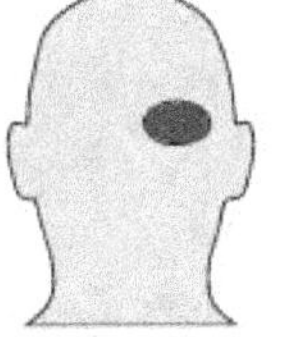
Klynge

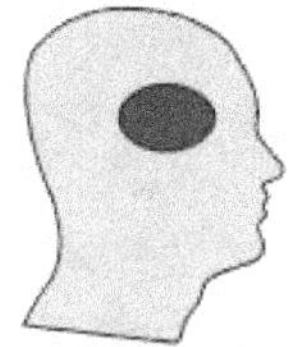
Kæbeled

DATO: _______________   **TID [ ]:** _______________

1	2	3	4	5	6	7	8	9	10

Sværhedsgraden af smerte

Udløsere

- ☐ Sult
- ☐ Skarpt lys
- ☐ Kaffe
- ☐ Stress på arbejdet
- ☐ Stress derhjemme
- ☐ Sprang over måltider
- ☐ Angst

- ☐ Søvnløshed
- ☐ Sygdom
- ☐ Træthed
- ☐ Lugte/Dufte
- ☐ Bevægelse
- ☐ Øjenbelastning
- ☐ _______________

Hjælpeforanstaltninger

Medicin	
Vand	
Sleepo	
Øvelse	
Andet	
Andet	

Noter: _______________________________

Migræne-logbog

Migræne-logbog

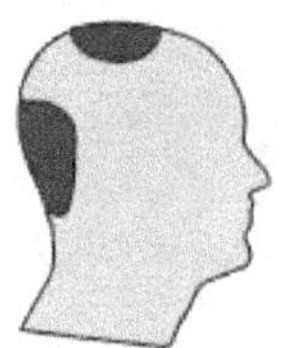
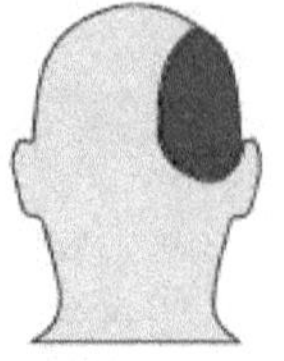
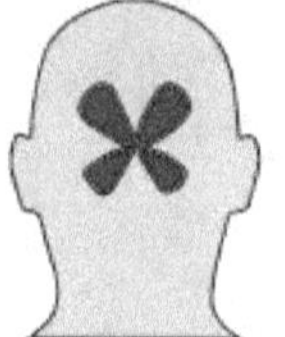
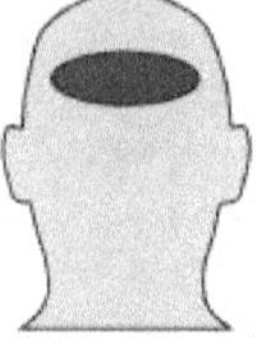
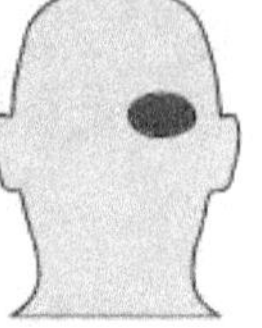
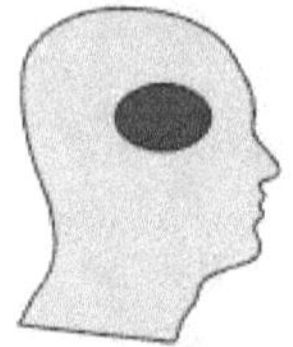

| Nakke | Migræne | Bihule | Spænding | Klynge | Kæbeled |

DATO: _______________   **TID [ ]:** _________ _________

□   □   □   □   □   □   🌡 _______

Sværhedsgraden af smerte

| 1 | 2 | 3 | 4 | 5 | 6 | 7 | 8 | 9 | 10 |

Udløsere

□ Sult   □ Søvnløshed

□ Skarpt lys   □ Sygdom

□ Kaffe   □ Træthed

□ Stress på arbejdet   □ Lugte/Dufte

□ Stress derhjemme   □ Bevægelse

□ Sprang over måltider   □ Øjenbelastning

□ Angst   □ ________________

Hjælpeforanstaltninger

Medicin	
Vand	
Sleepo	
Øvelse	
Andet	
Andet	

Noter: _______________________________

Migræne-logbog

Migræne-logbog

Nakke   Migræne   Bihule   Spænding   Klynge   Kæbeled

DATO: ______________________   TID [ ]: __________ __________

☐ ☐ ☐ ☐ ☐ ☐

Sværhedsgraden af smerte

1	2	3	4	5	6	7	8	9	10

Udløsere

☐ Sult
☐ Skarpt lys
☐ Kaffe
☐ Stress på arbejdet
☐ Stress derhjemme
☐ Sprang over måltider
☐ Angst

☐ Søvnløshed
☐ Sygdom
☐ Træthed
☐ Lugte/Dufte
☐ Bevægelse
☐ Øjenbelastning
☐ ______________

Hjælpeforanstaltninger

Medicin	
Vand	
Sleepo	
Øvelse	
Andet	
Andet	

Noter: ______________________________________

Migræne-logbog

Migræne-logbog

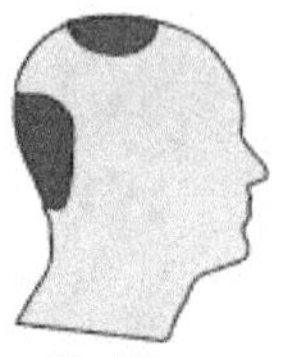 Nakke

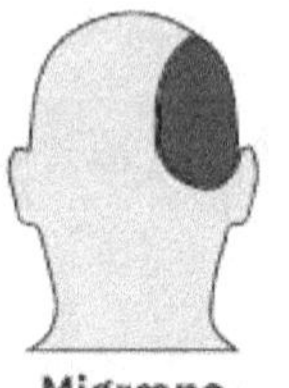 Migræne

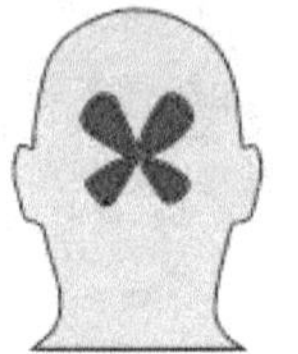 Bihule

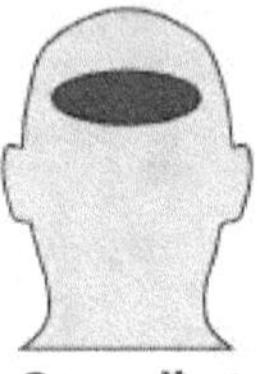 Spænding

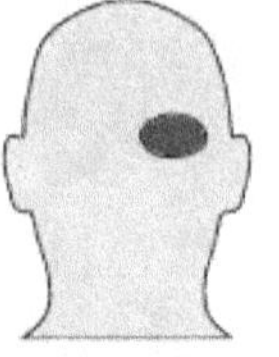 Klynge

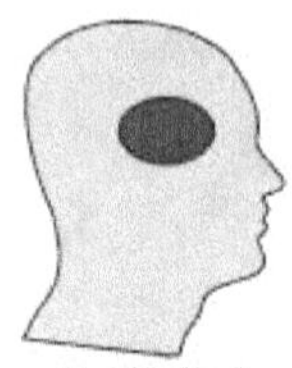 Kæbeled

DATO: _______________   **TID [ ]:** _______________

Sværhedsgraden af smerte

1	2	3	4	5	6	7	8	9	10

Udløsere

- ☐ Sult
- ☐ Skarpt lys
- ☐ Kaffe
- ☐ Stress på arbejdet
- ☐ Stress derhjemme
- ☐ Sprang over måltider
- ☐ Angst
- ☐ Søvnløshed
- ☐ Sygdom
- ☐ Træthed
- ☐ Lugte/Dufte
- ☐ Bevægelse
- ☐ Øjenbelastning
- ☐ _______________

Hjælpeforanstaltninger

Medicin	
Vand	
Sleepo	
Øvelse	
Andet	
Andet	

Noter: _______________

Migræne-logbog

Migræne-logbog

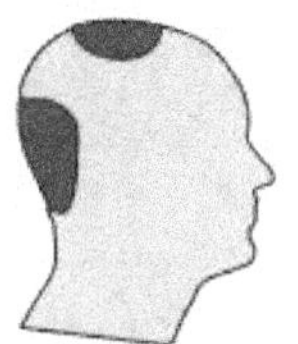 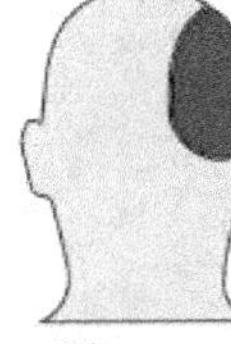 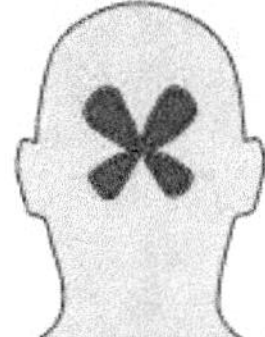 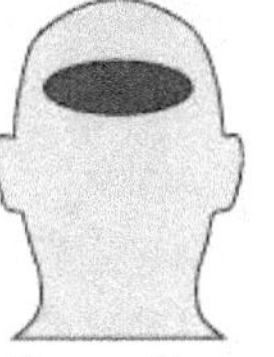 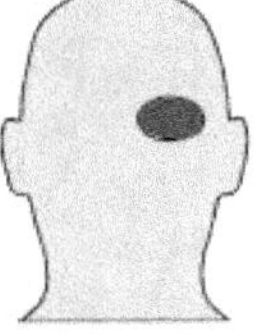 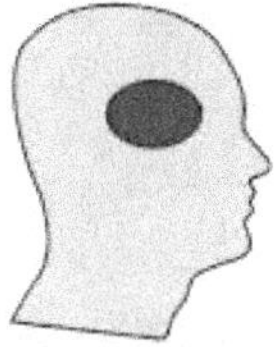

Nakke	Migræne	Bihule	Spænding	Klynge	Kæbeled

DATO: _________________ **TID [ ]:** _________________

☐	☐	☐	☐	☐	☐	_________

Sværhedsgraden af smerte

1	2	3	4	5	6	7	8	9	10

Udløsere

- ☐ Sult
- ☐ Skarpt lys
- ☐ Kaffe
- ☐ Stress på arbejdet
- ☐ Stress derhjemme
- ☐ Sprang over måltider
- ☐ Angst

- ☐ Søvnløshed
- ☐ Sygdom
- ☐ Træthed
- ☐ Lugte/Dufte
- ☐ Bevægelse
- ☐ Øjenbelastning
- ☐ _________________

Hjælpeforanstaltninger

Medicin	
Vand	
Sleepo	
Øvelse	
Andet	
Andet	

Noter: _________________

Migræne-logbog

Migræne-logbog

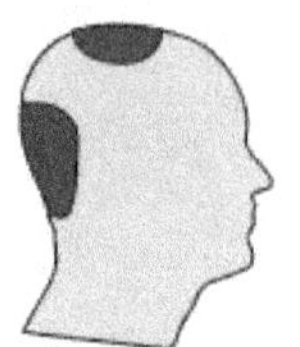 Nakke
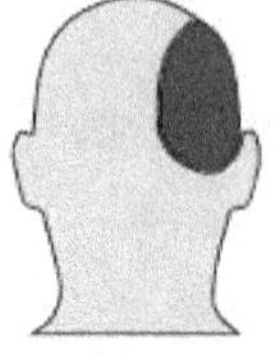 Migræne
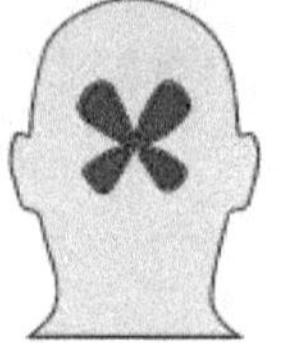 Bihule
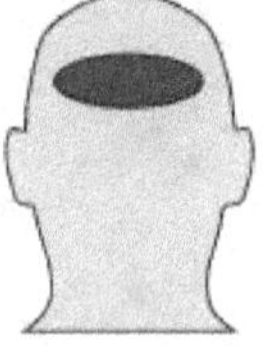 Spænding
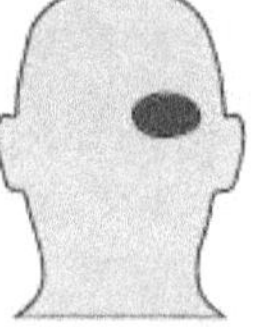 Klynge
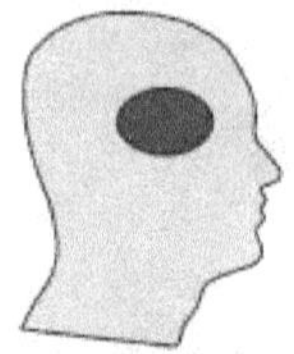 Kæbeled

DATO: _____________   **TID [ ]:** _____________

☀ ☐   ☁ ☐   ⛅ ☐   🌦 ☐   🌧 ☐   🌨 ☐   🌡 _________

Sværhedsgraden af smerte

1	2	3	4	5	6	7	8	9	10

Udløsere

- ☐ Sult
- ☐ Skarpt lys
- ☐ Kaffe
- ☐ Stress på arbejdet
- ☐ Stress derhjemme
- ☐ Sprang over måltider
- ☐ Angst

- ☐ Søvnløshed
- ☐ Sygdom
- ☐ Træthed
- ☐ Lugte/Dufte
- ☐ Bevægelse
- ☐ Øjenbelastning
- ☐ _____________

Hjælpeforanstaltninger

Medicin	
Vand	
Sleepo	
Øvelse	
Andet	
Andet	

Noter: _____________________

Migræne-logbog

Migræne-logbog

Nakke Migræne Bihule Spænding Klynge Kæbeled

DATO: _______________   TID [ ]: _______________

Sværhedsgraden af smerte

1	2	3	4	5	6	7	8	9	10

Udløsere

- ☐ Sult
- ☐ Skarpt lys
- ☐ Kaffe
- ☐ Stress på arbejdet
- ☐ Stress derhjemme
- ☐ Sprang over måltider
- ☐ Angst

- ☐ Søvnløshed
- ☐ Sygdom
- ☐ Træthed
- ☐ Lugte/Dufte
- ☐ Bevægelse
- ☐ Øjenbelastning
- ☐ _______________

Hjælpeforanstaltninger

Medicin	
Vand	
Sleepo	
Øvelse	
Andet	
Andet	

Noter: _______________

Migræne-logbog

Migræne-logbog

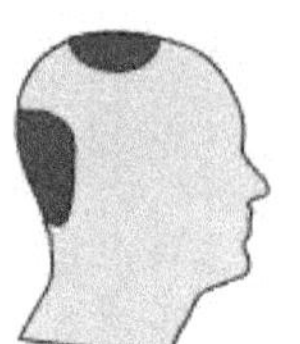
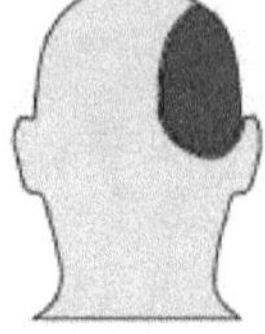
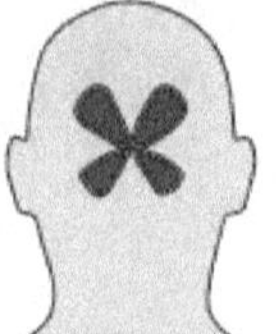
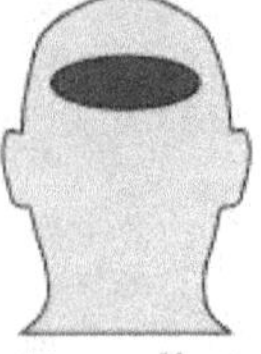
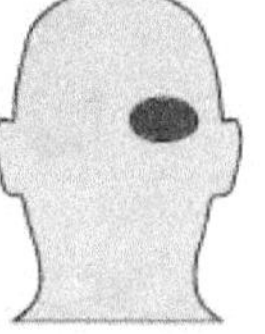
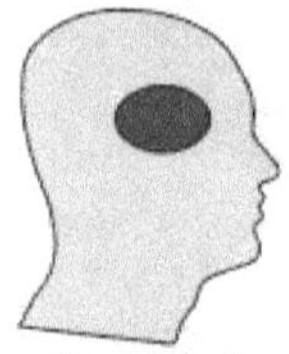

Nakke	Migræne	Bihule	Spænding	Klynge	Kæbeled

DATO: _______________ **TID [ ]:** _______________

Sværhedsgraden af smerte

1	2	3	4	5	6	7	8	9	10

Udløsere

☐ Sult	☐ Søvnløshed
☐ Skarpt lys	☐ Sygdom
☐ Kaffe	☐ Træthed
☐ Stress på arbejdet	☐ Lugte/Dufte
☐ Stress derhjemme	☐ Bevægelse
☐ Sprang over måltider	☐ Øjenbelastning
☐ Angst	☐ _______________

Hjælpeforanstaltninger

Medicin	
Vand	
Sleepo	
Øvelse	
Andet	
Andet	

Noter: _______________

Migræne-logbog

Migræne-logbog

Nakke   Migræne   Bihule   Spænding   Klynge   Kæbeled

DATO: ______________________   TID [ ]: ______________________

Sværhedsgraden af smerte

1	2	3	4	5	6	7	8	9	10

Udløsere

- [ ] Sult
- [ ] Skarpt lys
- [ ] Kaffe
- [ ] Stress på arbejdet
- [ ] Stress derhjemme
- [ ] Sprang over måltider
- [ ] Angst
- [ ] Søvnløshed
- [ ] Sygdom
- [ ] Træthed
- [ ] Lugte/Dufte
- [ ] Bevægelse
- [ ] Øjenbelastning
- [ ] ______________________

Hjælpeforanstaltninger

Medicin	
Vand	
Sleepo	
Øvelse	
Andet	
Andet	

Noter: ______________________

Migræne-logbog

Migræne-logbog

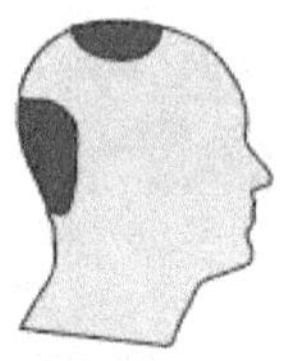 **Nakke**
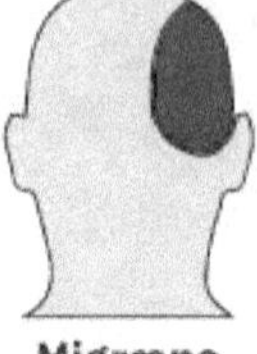 **Migræne**
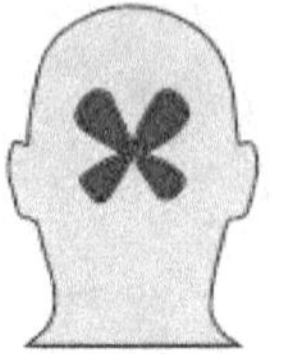 **Bihule**
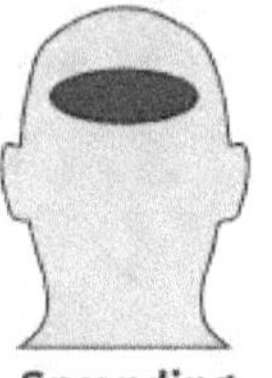 **Spænding**
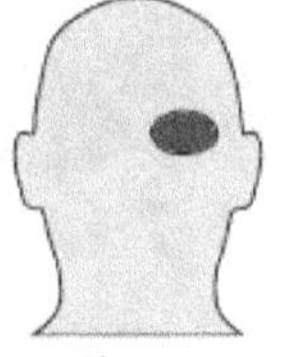 **Klynge**
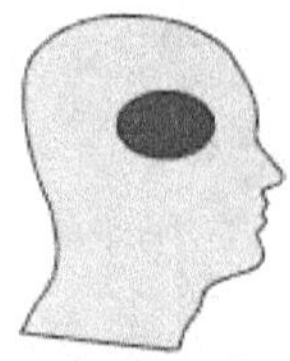 **Kæbeled**

DATO: _______________   **TID [ ]:** _______________

☐ ☐ ☐ ☐ ☐ ☐

Sværhedsgraden af smerte

1	2	3	4	5	6	7	8	9	10

Udløsere

☐ Sult   ☐ Søvnløshed

☐ Skarpt lys   ☐ Sygdom

☐ Kaffe   ☐ Træthed

☐ Stress på arbejdet   ☐ Lugte/Dufte

☐ Stress derhjemme   ☐ Bevægelse

☐ Sprang over måltider   ☐ Øjenbelastning

☐ Angst   ☐ _______________

Hjælpeforanstaltninger

Medicin	
Vand	
Sleepo	
Øvelse	
Andet	
Andet	

Noter: _______________

Migræne-logbog

Migræne-logbog

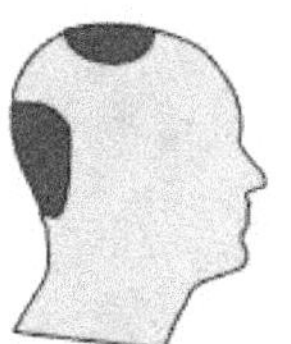
Nakke

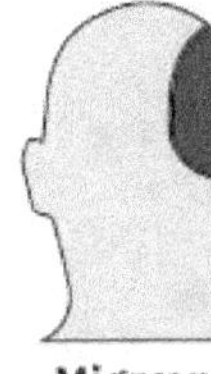
Migræne

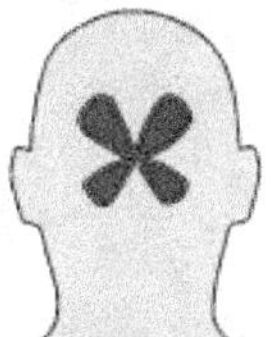
Bihule

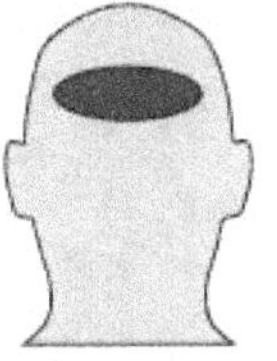
Spænding

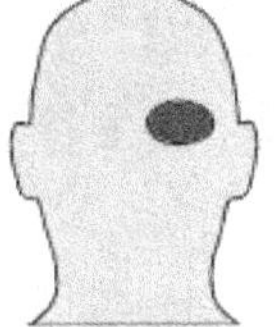
Klynge

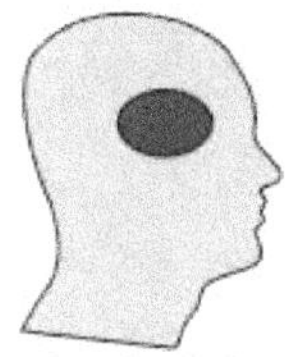
Kæbeled

DATO: _______________   **TID [ ]:** _______________

☐ ☀   ☐ ⛅   ☐ 🌦   ☐ 🌧   ☐ 🌧   ☐ 🌨   🌡 _______

Sværhedsgraden af smerte

1	2	3	4	5	6	7	8	9	10

Udløsere

☐ Sult	☐ Søvnløshed
☐ Skarpt lys	☐ Sygdom
☐ Kaffe	☐ Træthed
☐ Stress på arbejdet	☐ Lugte/Dufte
☐ Stress derhjemme	☐ Bevægelse
☐ Sprang over måltider	☐ Øjenbelastning
☐ Angst	☐ _______________

Hjælpeforanstaltninger

Medicin	
Vand	
Sleepo	
Øvelse	
Andet	
Andet	

Noter: _______________________

Migræne-logbog

Migræne-logbog

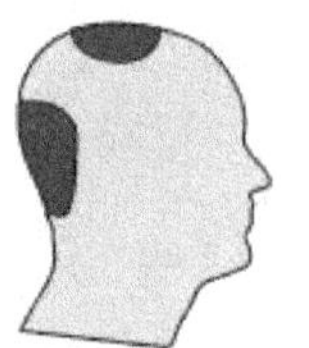

Nakke

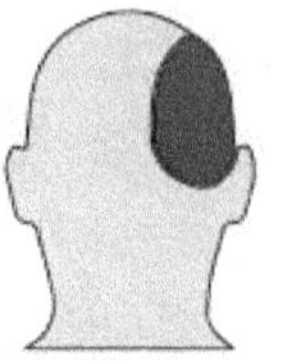

Migræne

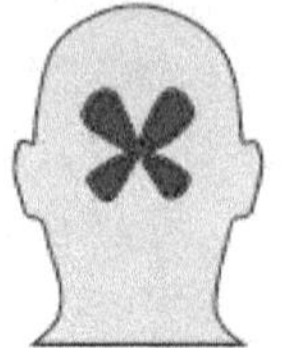

Bihule

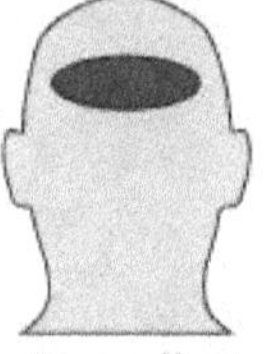

Spænding

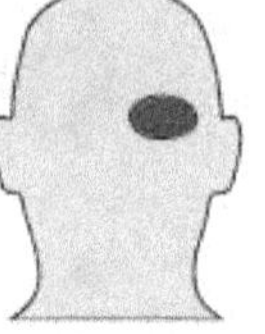

Klynge

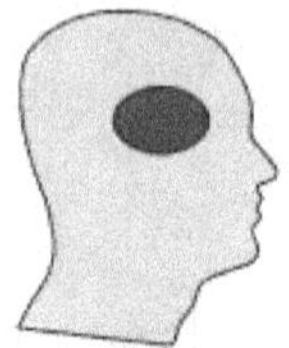

Kæbeled

DATO: _______________   **TID [ ]:** _______________

☐   ☐   ☐   ☐   ☐   ☐   🌡 _______

Sværhedsgraden af smerte

1	2	3	4	5	6	7	8	9	10

Udløsere

☐ Sult   ☐ Søvnløshed

☐ Skarpt lys   ☐ Sygdom

☐ Kaffe   ☐ Træthed

☐ Stress på arbejdet   ☐ Lugte/Dufte

☐ Stress derhjemme   ☐ Bevægelse

☐ Sprang over måltider   ☐ Øjenbelastning

☐ Angst   ☐ _______________

Hjælpeforanstaltninger

Medicin	
Vand	
Sleepo	
Øvelse	
Andet	
Andet	

Noter: ____

Migræne-logbog

Migræne-logbog

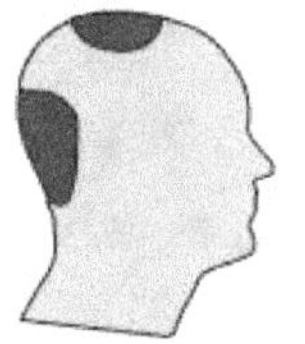
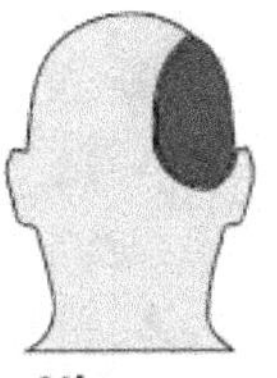
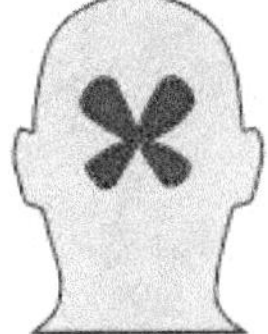
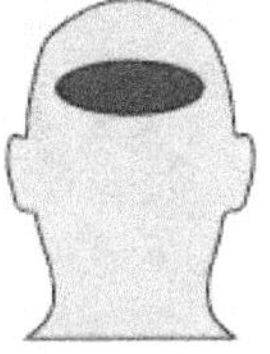
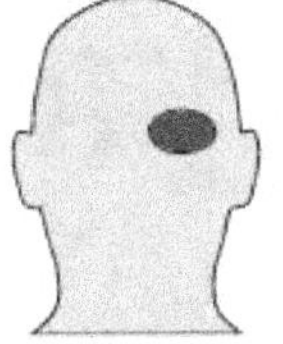
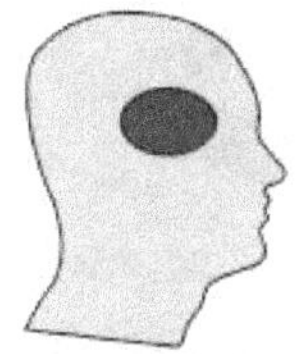

Nakke	Migræne	Bihule	Spænding	Klynge	Kæbeled

DATO: _____________ **TID [ ]:** _____________ _____________

☐ ☐ ☐ ☐ ☐ ☐ 🌡 _________

Sværhedsgraden af smerte

1	2	3	4	5	6	7	8	9	10

Udløsere

☐ Sult ☐ Søvnløshed

☐ Skarpt lys ☐ Sygdom

☐ Kaffe ☐ Træthed

☐ Stress på arbejdet ☐ Lugte/Dufte

☐ Stress derhjemme ☐ Bevægelse

☐ Sprang over måltider ☐ Øjenbelastning

☐ Angst ☐ _____________

Hjælpeforanstaltninger

Medicin	
Vand	
Sleepo	
Øvelse	
Andet	
Andet	

Noter: _____________________________

Migræne-logbog

Migræne-logbog

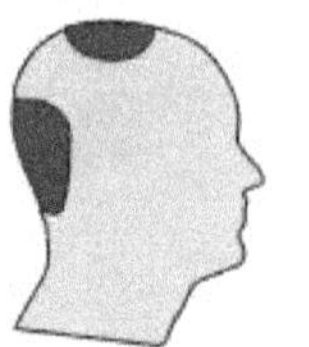

Nakke

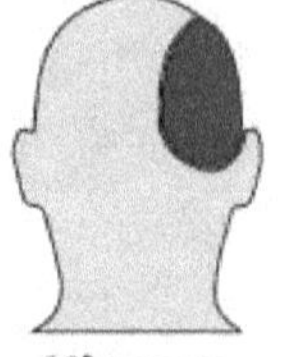

Migræne

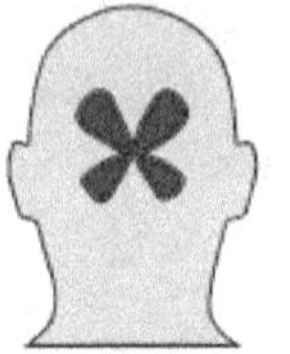

Bihule

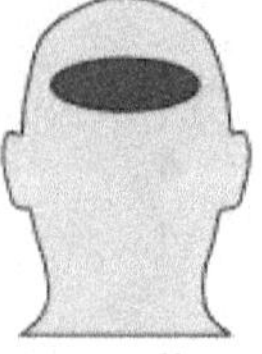

Spænding

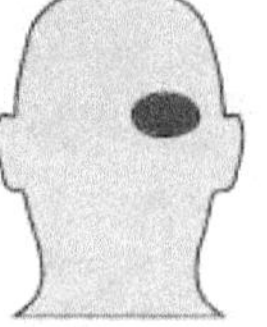

Klynge

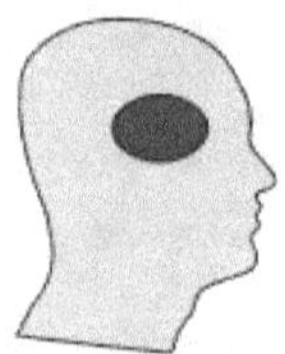

Kæbeled

DATO: _______________   TID [ ]: _______________

☐ ☀   ☐ ☁   ☐ 🌤   ☐ 🌧   ☐ 🌧   ☐ 🌨   🌡 _______________

Sværhedsgraden af smerte

1	2	3	4	5	6	7	8	9	10

Udløsere

☐ Sult	☐ Søvnløshed
☐ Skarpt lys	☐ Sygdom
☐ Kaffe	☐ Træthed
☐ Stress på arbejdet	☐ Lugte/Dufte
☐ Stress derhjemme	☐ Bevægelse
☐ Sprang over måltider	☐ Øjenbelastning
☐ Angst	☐ _______________

Hjælpeforanstaltninger

Medicin	
Vand	
Sleepo	
Øvelse	
Andet	
Andet	

Noter: _______________

Migræne-logbog

Migræne-logbog

| Nakke | Migræne | Bihule | Spænding | Klynge | Kæbeled |

DATO: _____________   **TID [ ]:** _____________ _____________

☐ ☐ ☐ ☐ ☐ ☐   🌡 _____________

Sværhedsgraden af smerte

1	2	3	4	5	6	7	8	9	10

Udløsere

☐ Sult ☐ Søvnløshed
☐ Skarpt lys ☐ Sygdom
☐ Kaffe ☐ Træthed
☐ Stress på arbejdet ☐ Lugte/Dufte
☐ Stress derhjemme ☐ Bevægelse
☐ Sprang over måltider ☐ Øjenbelastning
☐ Angst ☐ _____________

Hjælpeforanstaltninger

Medicin	
Vand	
Sleepo	
Øvelse	
Andet	
Andet	

Noter: _____________

Migræne-logbog

Migræne-logbog

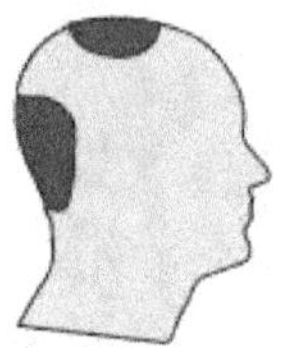
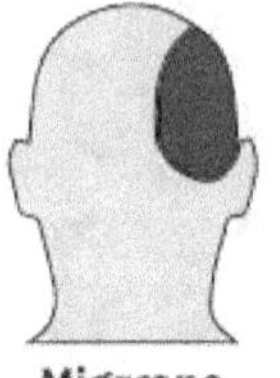
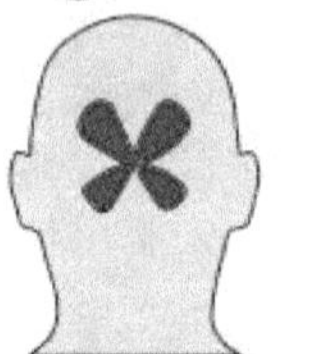
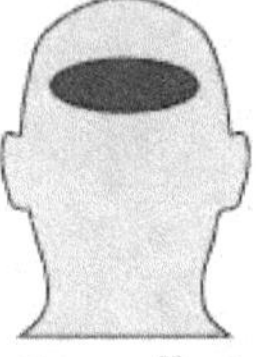
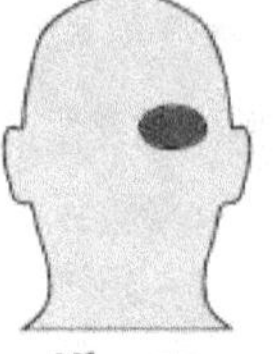
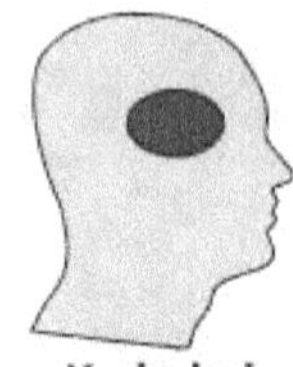

Nakke	Migræne	Bihule	Spænding	Klynge	Kæbeled

DATO: _______________   **TID [ ]:** _______________

☐ ☐ ☐ ☐ ☐ ☐

Sværhedsgraden af smerte

1	2	3	4	5	6	7	8	9	10

Udløsere

☐ Sult   ☐ Søvnløshed

☐ Skarpt lys   ☐ Sygdom

☐ Kaffe   ☐ Træthed

☐ Stress på arbejdet   ☐ Lugte/Dufte

☐ Stress derhjemme   ☐ Bevægelse

☐ Sprang over måltider   ☐ Øjenbelastning

☐ Angst   ☐ _______________

Hjælpeforanstaltninger

Medicin	
Vand	
Sleepo	
Øvelse	
Andet	
Andet	

Noter: _______________

Migræne-logbog"

Migræne-logbog

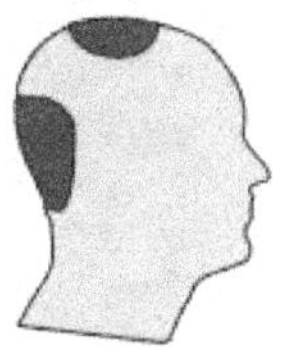
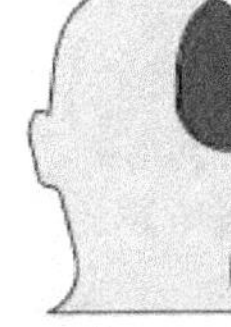
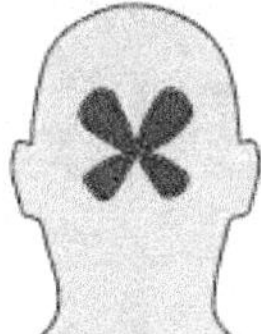
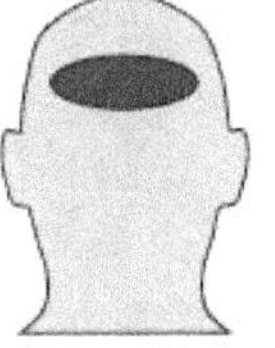
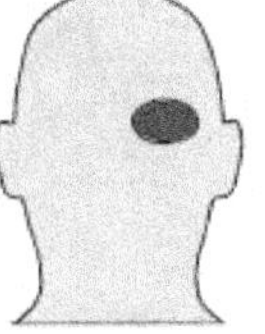
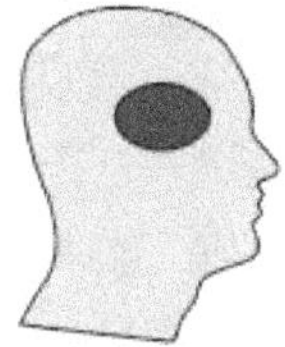

DATO: _______________ **TID [ ]:** _______________

☐ ☐ ☐ ☐ ☐ ☐

Sværhedsgraden af smerte

1	2	3	4	5	6	7	8	9	10

Udløsere

☐ Sult	☐ Søvnløshed
☐ Skarpt lys	☐ Sygdom
☐ Kaffe	☐ Træthed
☐ Stress på arbejdet	☐ Lugte/Dufte
☐ Stress derhjemme	☐ Bevægelse
☐ Sprang over måltider	☐ Øjenbelastning
☐ Angst	☐ _______________

Hjælpeforanstaltninger

Medicin	
Vand	
Sleepo	
Øvelse	
Andet	
Andet	

Noter: _______________________________________

Migræne-logbog

Migræne-logbog

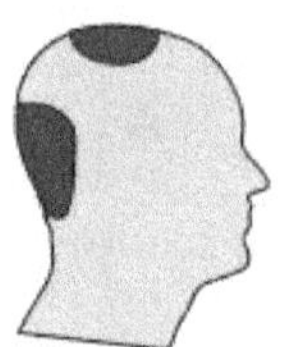 Nakke

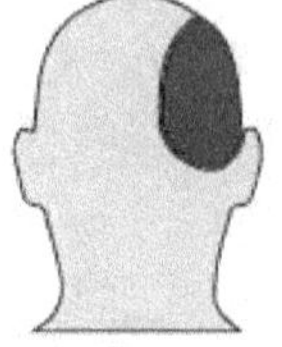 Migræne

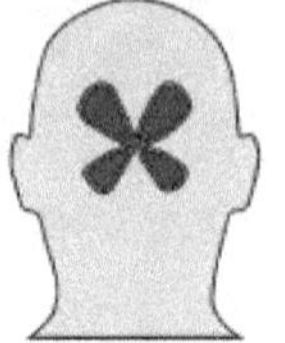 Bihule

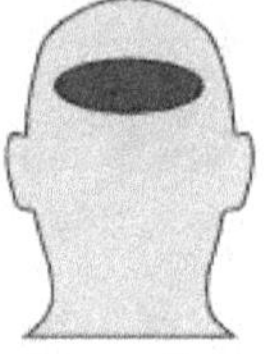 Spænding

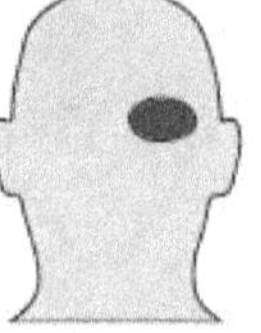 Klynge

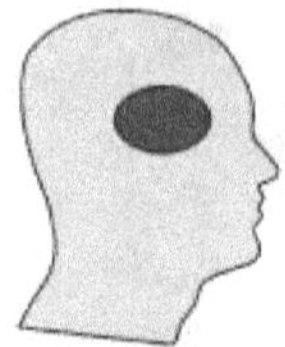 Kæbeled

DATO: _____________   **TID [ ]:** _____________

☐ ☐ ☐ ☐ ☐ ☐ 🌡 _______

Sværhedsgraden af smerte

1	2	3	4	5	6	7	8	9	10

Udløsere

☐ Sult	☐ Søvnløshed
☐ Skarpt lys	☐ Sygdom
☐ Kaffe	☐ Træthed
☐ Stress på arbejdet	☐ Lugte/Dufte
☐ Stress derhjemme	☐ Bevægelse
☐ Sprang over måltider	☐ Øjenbelastning
☐ Angst	☐ _____________

Hjælpeforanstaltninger

Medicin	
Vand	
Sleepo	
Øvelse	
Andet	
Andet	

Noter: _____________________

Migræne-logbog"

Migræne-logbog

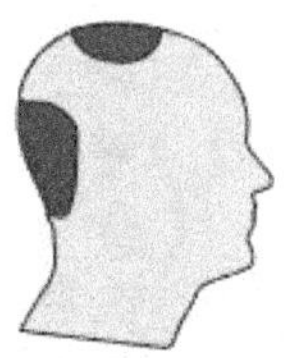
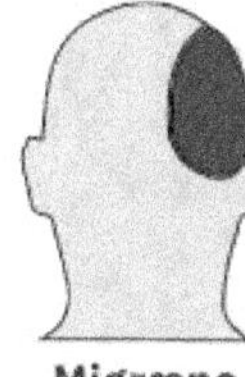
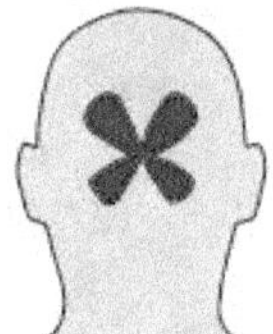
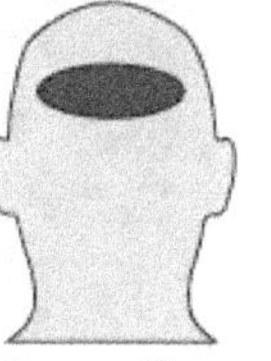
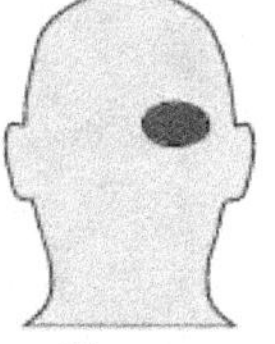
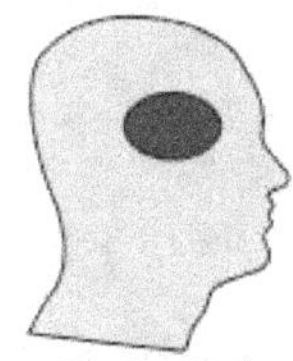

| Nakke | Migræne | Bihule | Spænding | Klynge | Kæbeled |

DATO: _______________   **TID [ ]:** _______________

☐ ☐ ☐ ☐ ☐ ☐

Sværhedsgraden af smerte

1	2	3	4	5	6	7	8	9	10

Udløsere

☐ Sult   ☐ Søvnløshed

☐ Skarpt lys   ☐ Sygdom

☐ Kaffe   ☐ Træthed

☐ Stress på arbejdet   ☐ Lugte/Dufte

☐ Stress derhjemme   ☐ Bevægelse

☐ Sprang over måltider   ☐ Øjenbelastning

☐ Angst   ☐ _______________

Hjælpeforanstaltninger

Medicin	
Vand	
Sleepo	
Øvelse	
Andet	
Andet	

Noter: _______________

Migræne-logbog

Migræne-logbog

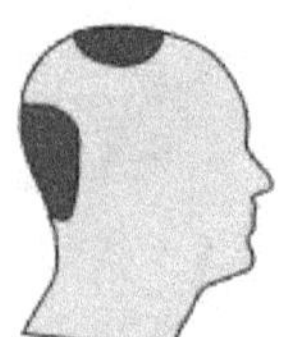
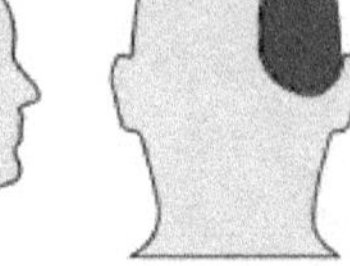
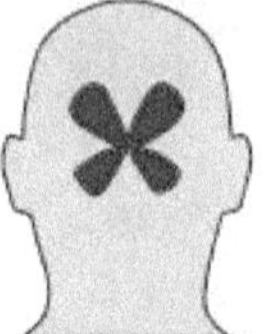
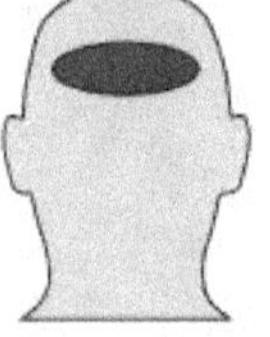
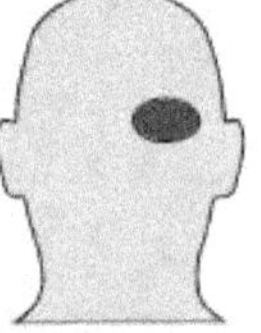
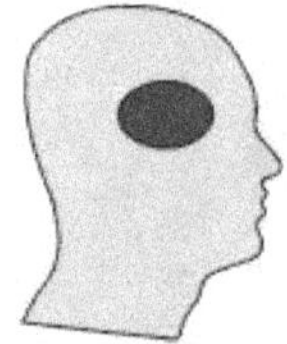

Nakke	Migræne	Bihule	Spænding	Klynge	Kæbeled

DATO: ______________   **TID [ ]:** ______________ ______________

☐ ☐ ☐ ☐ ☐ ☐

Sværhedsgraden af smerte

1	2	3	4	5	6	7	8	9	10

Udløsere

☐ Sult	☐ Søvnløshed
☐ Skarpt lys	☐ Sygdom
☐ Kaffe	☐ Træthed
☐ Stress på arbejdet	☐ Lugte/Dufte
☐ Stress derhjemme	☐ Bevægelse
☐ Sprang over måltider	☐ Øjenbelastning
☐ Angst	☐ ______________

Hjælpeforanstaltninger

Medicin	
Vand	
Sleepo	
Øvelse	
Andet	
Andet	

Noter: ______________

Migræne-logbog

Migræne-logbog

Nakke · Migræne · Bihule · Spænding · Klynge · Kæbeled

DATO: _________________   **TID [ ]:** _________________

Sværhedsgraden af smerte

1	2	3	4	5	6	7	8	9	10

Udløsere

- ☐ Sult
- ☐ Skarpt lys
- ☐ Kaffe
- ☐ Stress på arbejdet
- ☐ Stress derhjemme
- ☐ Sprang over måltider
- ☐ Angst
- ☐ Søvnløshed
- ☐ Sygdom
- ☐ Træthed
- ☐ Lugte/Dufte
- ☐ Bevægelse
- ☐ Øjenbelastning
- ☐ _____________

Hjælpeforanstaltninger

Medicin	
Vand	
Sleepo	
Øvelse	
Andet	
Andet	

Noter: _____________

Migræne-logbog

Migræne-logbog

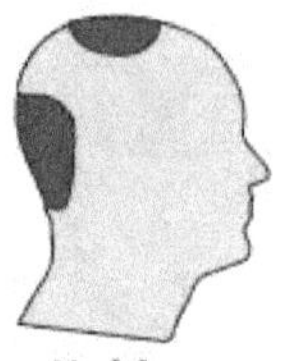
Nakke

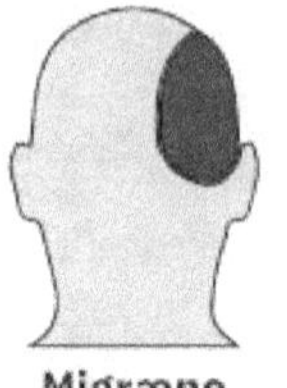
Migræne

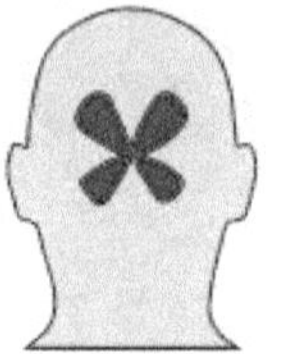
Bihule

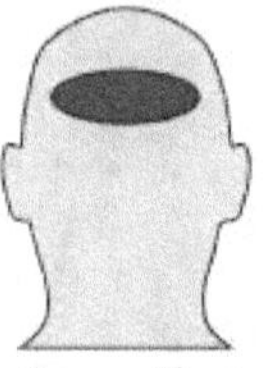
Spænding

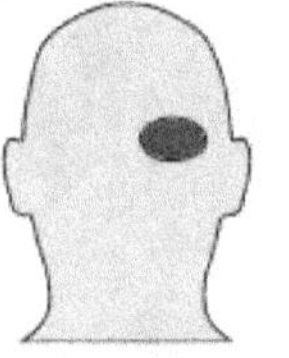
Klynge

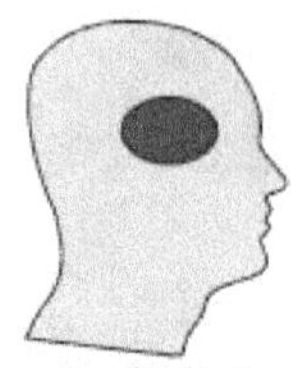
Kæbeled

DATO: _______________ TID [ ]: _______________

Sværhedsgraden af smerte

1	2	3	4	5	6	7	8	9	10

Udløsere

- ☐ Sult
- ☐ Skarpt lys
- ☐ Kaffe
- ☐ Stress på arbejdet
- ☐ Stress derhjemme
- ☐ Sprang over måltider
- ☐ Angst

- ☐ Søvnløshed
- ☐ Sygdom
- ☐ Træthed
- ☐ Lugte/Dufte
- ☐ Bevægelse
- ☐ Øjenbelastning
- ☐ _______________

Hjælpeforanstaltninger

Medicin	
Vand	
Sleepo	
Øvelse	
Andet	
Andet	

Noter: _______________

Migræne-logbog

Migræne-logbog

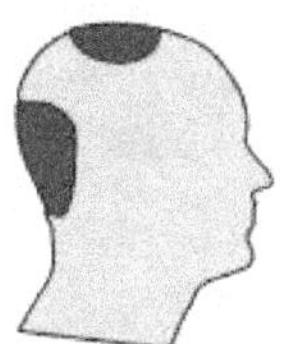
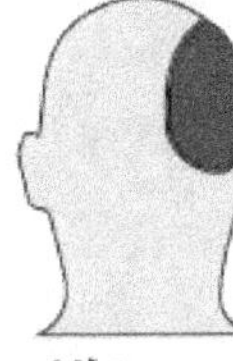
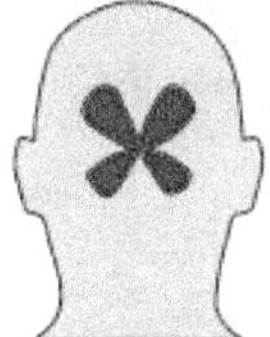
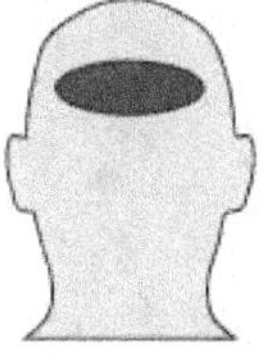
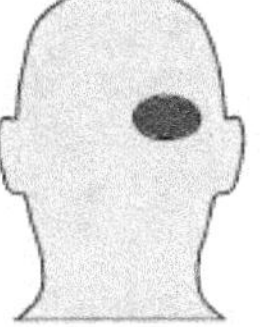
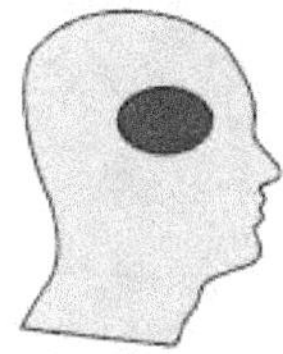

| Nakke | Migræne | Bihule | Spænding | Klynge | Kæbeled |

DATO: ________________ **TID [ ]:** ________ ________

Sværhedsgraden af smerte

| 1 | 2 | 3 | 4 | 5 | 6 | 7 | 8 | 9 | 10 |

Udløsere

- ☐ Sult
- ☐ Skarpt lys
- ☐ Kaffe
- ☐ Stress på arbejdet
- ☐ Stress derhjemme
- ☐ Sprang over måltider
- ☐ Angst
- ☐ Søvnløshed
- ☐ Sygdom
- ☐ Træthed
- ☐ Lugte/Dufte
- ☐ Bevægelse
- ☐ Øjenbelastning
- ☐ ________________

Hjælpeforanstaltninger

Medicin	
Vand	
Sleepo	
Øvelse	
Andet	
Andet	

Noter: ________________

Migræne-logbog

Migræne-logbog

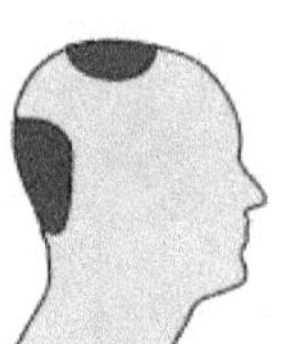

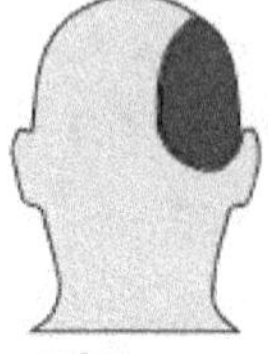

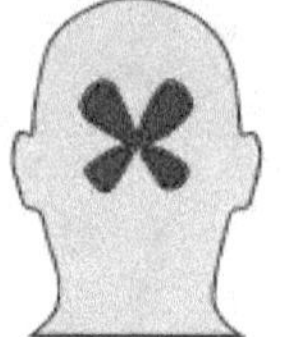

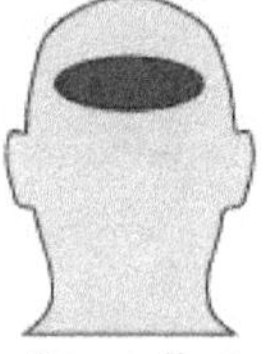

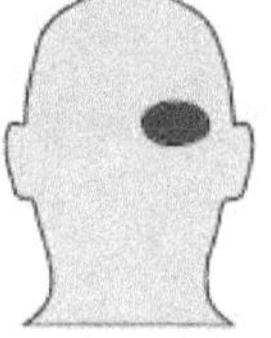

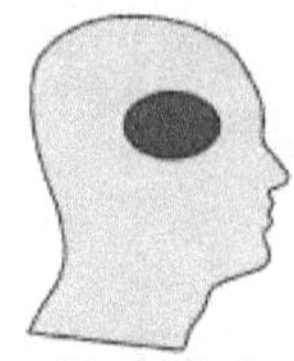

DATO: _______________   **TID [ ]:** _______________

Sværhedsgraden af smerte

1	2	3	4	5	6	7	8	9	10

Udløsere

- ☐ Sult
- ☐ Skarpt lys
- ☐ Kaffe
- ☐ Stress på arbejdet
- ☐ Stress derhjemme
- ☐ Sprang over måltider
- ☐ Angst
- ☐ Søvnløshed
- ☐ Sygdom
- ☐ Træthed
- ☐ Lugte/Dufte
- ☐ Bevægelse
- ☐ Øjenbelastning
- ☐ _______________

Hjælpeforanstaltninger

Medicin	
Vand	
Sleepo	
Øvelse	
Andet	
Andet	

Noter: _______________

Migræne-logbog

Migræne-logbog

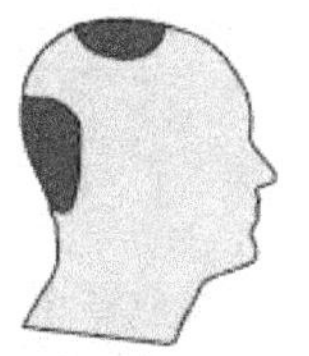

Nakke

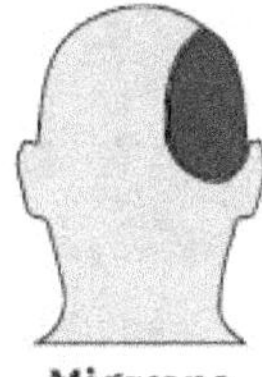

Migræne

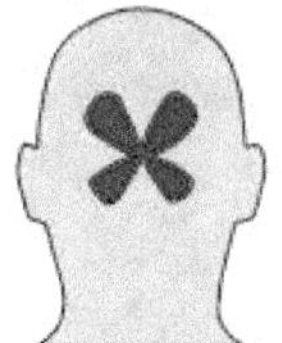

Bihule

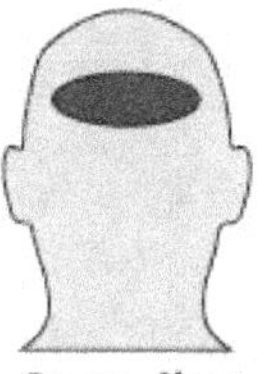

Spænding

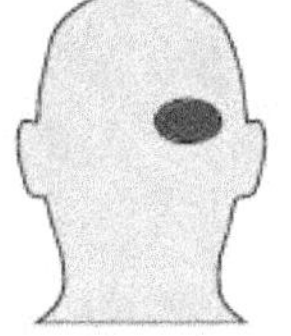

Klynge

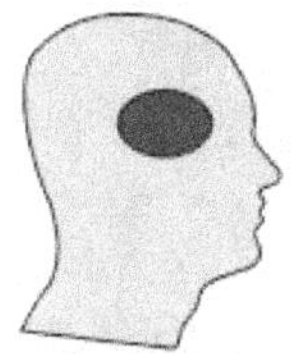

Kæbeled

DATO: _______________ **TID [ ]:** _______________

☐ ☐ ☐ ☐ ☐ ☐

Sværhedsgraden af smerte

1	2	3	4	5	6	7	8	9	10

Udløsere

☐ Sult   ☐ Søvnløshed

☐ Skarpt lys   ☐ Sygdom

☐ Kaffe   ☐ Træthed

☐ Stress på arbejdet   ☐ Lugte/Dufte

☐ Stress derhjemme ☐ Bevægelse

☐ Sprang over måltider ☐ Øjenbelastning

☐ Angst   ☐ _______________

Hjælpeforanstaltninger

Medicin	
Vand	
Sleepo	
Øvelse	
Andet	
Andet	

Noter: _______________

Migræne-logbog

Migræne-logbog

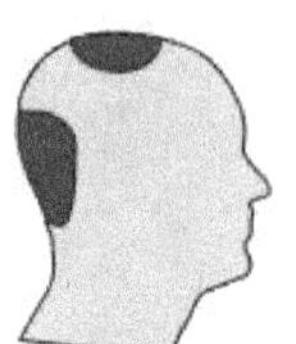 **Nakke**
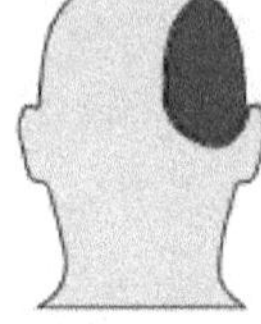 **Migræne**
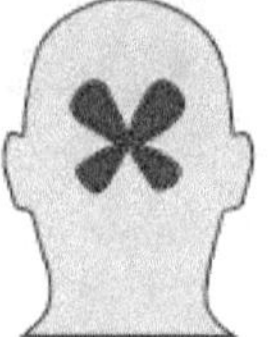 **Bihule**
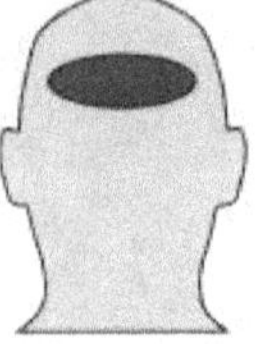 **Spænding**
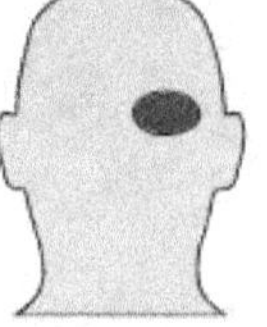 **Klynge**
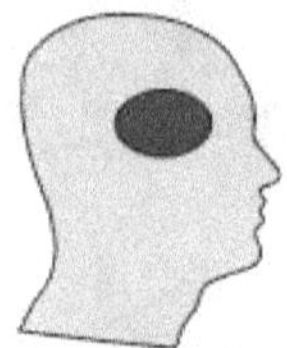 **Kæbeled**

DATO: ______________________   **TID [ ]:** ______________ ___________

1	2	3	4	5	6	7	8	9	10

Sværhedsgraden af smerte

Udløsere

☐ Sult   ☐ Søvnløshed

☐ Skarpt lys   ☐ Sygdom

☐ Kaffe   ☐ Træthed

☐ Stress på arbejdet   ☐ Lugte/Dufte

☐ Stress derhjemme   ☐ Bevægelse

☐ Sprang over måltider   ☐ Øjenbelastning

☐ Angst   ☐ ______________

Hjælpeforanstaltninger

Medicin	
Vand	
Sleepo	
Øvelse	
Andet	
Andet	

Noter: ____

Migræne-logbog

Migræne-logbog

Nakke   Migræne   Bihule   Spænding   Klynge   Kæbeled

DATO: _______________ **TID [ ]:** _______________

☐   ☐   ☐   ☐   ☐   ☐   🌡 _______

Sværhedsgraden af smerte

1	2	3	4	5	6	7	8	9	10

Udløsere

☐ Sult   ☐ Søvnløshed

☐ Skarpt lys   ☐ Sygdom

☐ Kaffe   ☐ Træthed

☐ Stress på arbejdet   ☐ Lugte/Dufte

☐ Stress derhjemme   ☐ Bevægelse

☐ Sprang over måltider   ☐ Øjenbelastning

☐ Angst   ☐ _______________

Hjælpeforanstaltninger

Medicin	
Vand	
Sleepo	
Øvelse	
Andet	
Andet	

Noter: _______________________

Migræne-logbog

Migræne-logbog

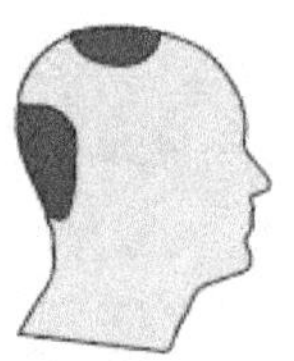
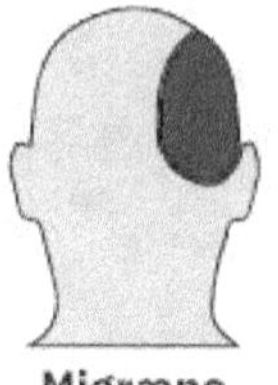
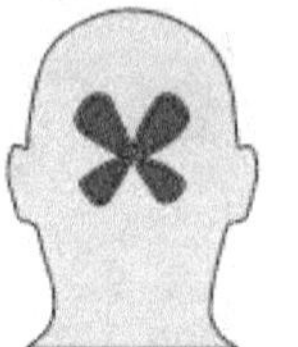
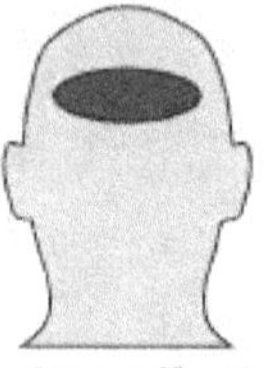
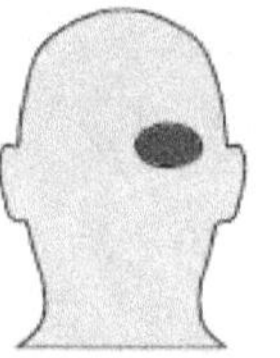
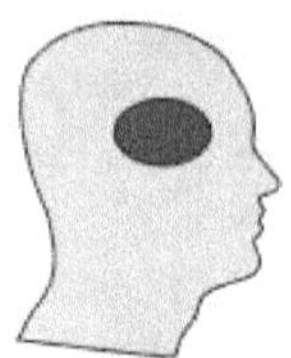

| Nakke | Migræne | Bihule | Spænding | Klynge | Kæbeled |

DATO: _______________ **TID [ ]:** _______________

☐ ☐ ☐ ☐ ☐ ☐

Sværhedsgraden af smerte

1	2	3	4	5	6	7	8	9	10

Udløsere

☐ Sult
☐ Skarpt lys
☐ Kaffe
☐ Stress på arbejdet
☐ Stress derhjemme
☐ Sprang over måltider
☐ Angst

☐ Søvnløshed
☐ Sygdom
☐ Træthed
☐ Lugte/Dufte
☐ Bevægelse
☐ Øjenbelastning
☐ _______________

Hjælpeforanstaltninger

Medicin	
Vand	
Sleepo	
Øvelse	
Andet	
Andet	

Noter: _______________

Mig-ræne-logbog

Migræne-logbog

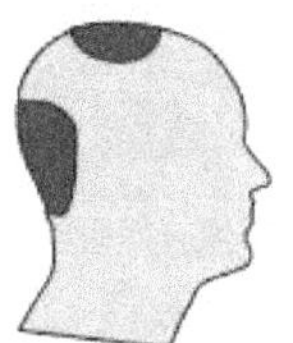

Nakke

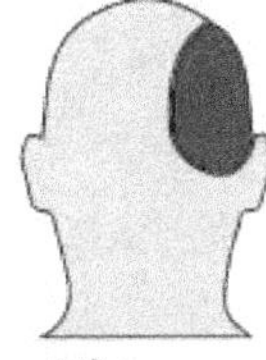

Migræne

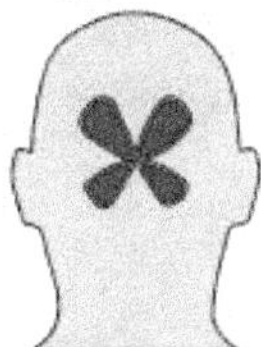

Bihule

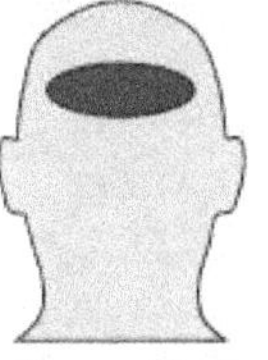

Spænding

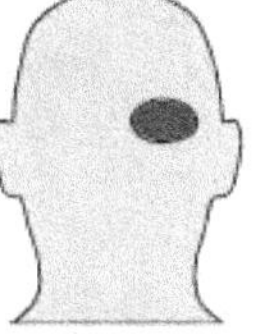

Klynge

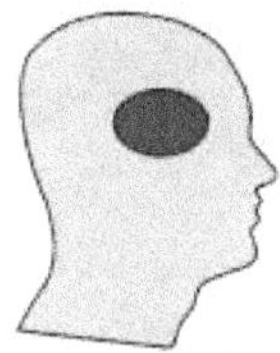

Kæbeled

DATO: _______________ **TID [ ]:** _______________

☐ ☐ ☐ ☐ ☐ ☐ 🌡 _______

Sværhedsgraden af smerte

1	2	3	4	5	6	7	8	9	10

Udløsere

☐ Sult ☐ Søvnløshed

☐ Skarpt lys ☐ Sygdom

☐ Kaffe ☐ Træthed

☐ Stress på arbejdet ☐ Lugte/Dufte

☐ Stress derhjemme ☐ Bevægelse

☐ Sprang over måltider ☐ Øjenbelastning

☐ Angst ☐ _______________

Hjælpeforanstaltninger

Medicin	
Vand	
Sleepo	
Øvelse	
Andet	
Andet	

Noter: _______________

Mig[]{}ræne-logbog

Migræne-logbog

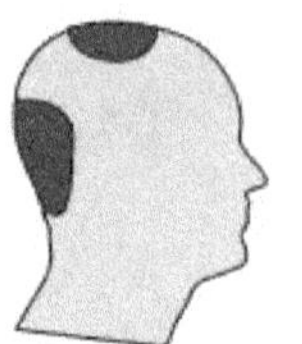 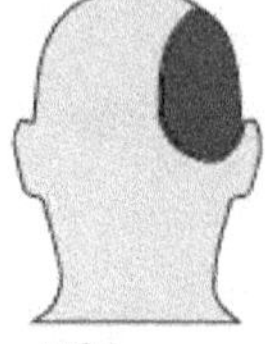 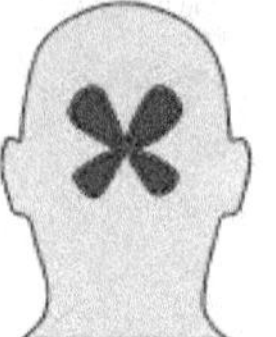 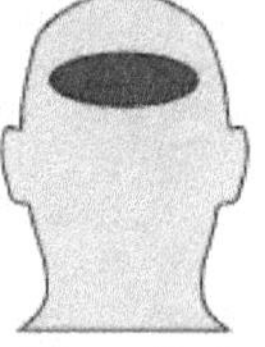 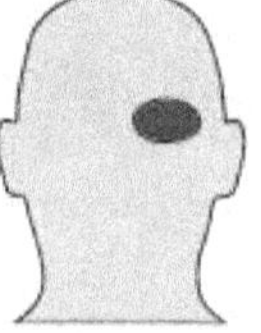 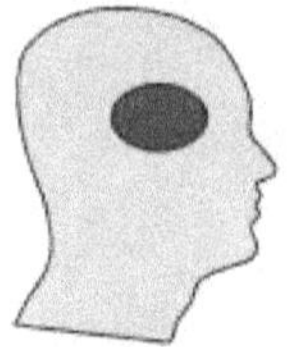

| Nakke | Migræne | Bihule | Spænding | Klynge | Kæbeled |

DATO: _______________ **TID [ ]:** _______________

Sværhedsgraden af smerte

| 1 | 2 | 3 | 4 | 5 | 6 | 7 | 8 | 9 | 10 |

Udløsere

- ☐ Sult
- ☐ Skarpt lys
- ☐ Kaffe
- ☐ Stress på arbejdet
- ☐ Stress derhjemme
- ☐ Sprang over måltider
- ☐ Angst

- ☐ Søvnløshed
- ☐ Sygdom
- ☐ Træthed
- ☐ Lugte/Dufte
- ☐ Bevægelse
- ☐ Øjenbelastning
- ☐ _______________

Hjælpeforanstaltninger

Medicin	
Vand	
Sleepo	
Øvelse	
Andet	
Andet	

Noter: _______________

Migræne-logbog

Migræne-logbog

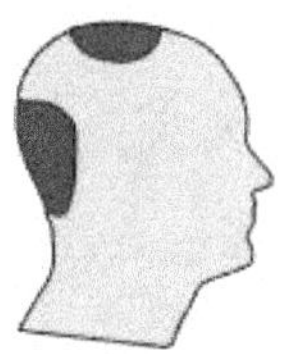 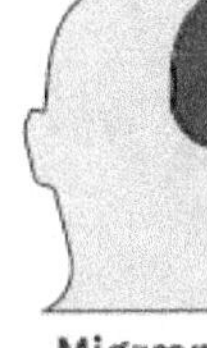 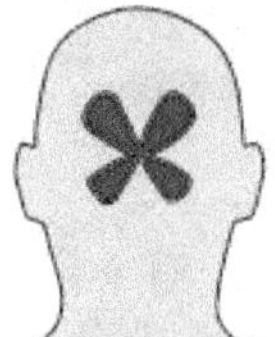 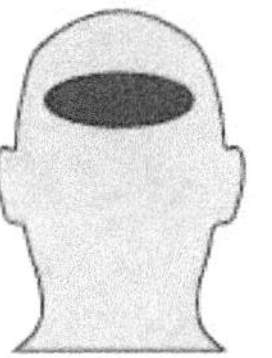 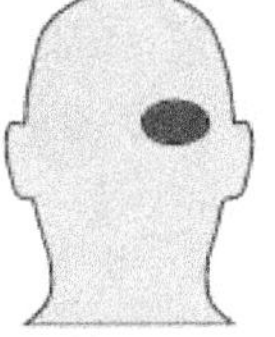 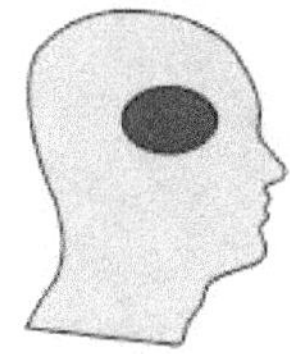

Nakke	Migræne	Bihule	Spænding	Klynge	Kæbeled

DATO: _______________ **TID [ ]:** _______________ _______________

☐ ☐ ☐ ☐ ☐ ☐

Sværhedsgraden af smerte

1	2	3	4	5	6	7	8	9	10

Udløsere

☐ Sult	☐ Søvnløshed
☐ Skarpt lys	☐ Sygdom
☐ Kaffe	☐ Træthed
☐ Stress på arbejdet	☐ Lugte/Dufte
☐ Stress derhjemme	☐ Bevægelse
☐ Sprang over måltider	☐ Øjenbelastning
☐ Angst	☐ _______________

Hjælpeforanstaltninger

Medicin	
Vand	
Sleepo	
Øvelse	
Andet	
Andet	

Noter: _______________

Migræne-logbog

Migræne-logbog

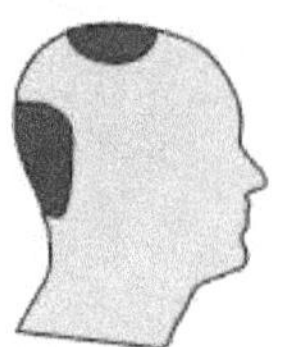
Nakke

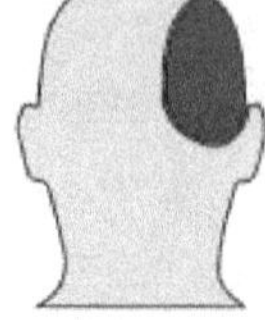
Migræne

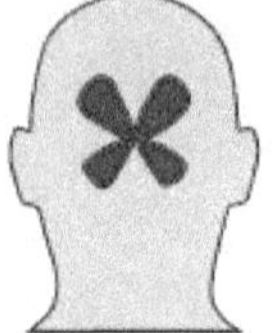
Bihule

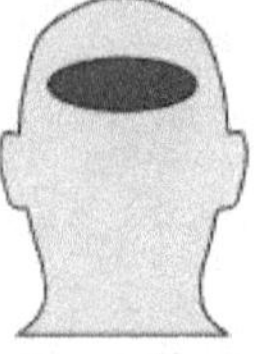
Spænding

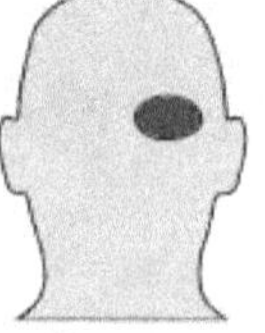
Klynge

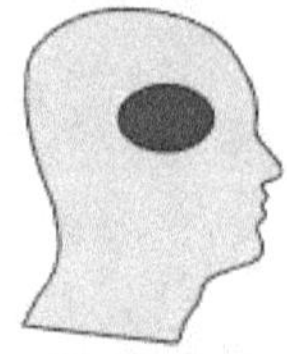
Kæbeled

DATO: _______________   **TID [ ]:** _______________   _______________

☐   ☐   ☐   ☐   ☐   ☐

Sværhedsgraden af smerte

1	2	3	4	5	6	7	8	9	10

Udløsere

☐ Sult   ☐ Søvnløshed

☐ Skarpt lys   ☐ Sygdom

☐ Kaffe   ☐ Træthed

☐ Stress på arbejdet   ☐ Lugte/Dufte

☐ Stress derhjemme   ☐ Bevægelse

☐ Sprang over måltider   ☐ Øjenbelastning

☐ Angst   ☐ _______________

Hjælpeforanstaltninger

Medicin	
Vand	
Sleepo	
Øvelse	
Andet	
Andet	

Noter: _______________

Migræne-logbog

Migræne-logbog

| Nakke | Migræne | Bihule | Spænding | Klynge | Kæbeled |

DATO: _______________   **TID [ ]:** _______________

☐ ☐ ☐ ☐ ☐ ☐   🌡 _______

Sværhedsgraden af smerte

1	2	3	4	5	6	7	8	9	10

Udløsere

☐ Sult
☐ Skarpt lys
☐ Kaffe
☐ Stress på arbejdet
☐ Stress derhjemme
☐ Sprang over måltider
☐ Angst

☐ Søvnløshed
☐ Sygdom
☐ Træthed
☐ Lugte/Dufte
☐ Bevægelse
☐ Øjenbelastning
☐ _______________

Hjælpeforanstaltninger

Medicin	
Vand	
Sleepo	
Øvelse	
Andet	
Andet	

Noter: _______________________________________

Migræne-logbog

Migræne-logbog

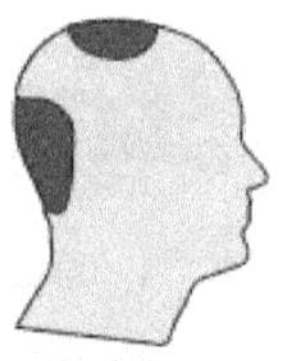

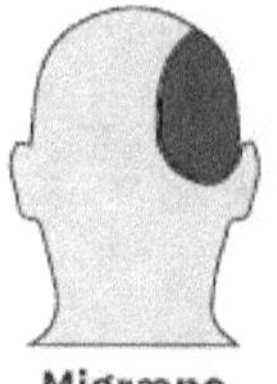

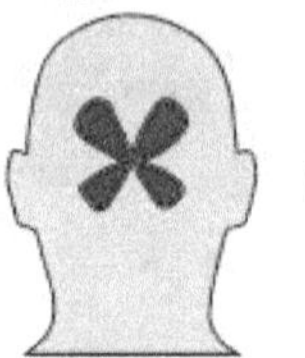

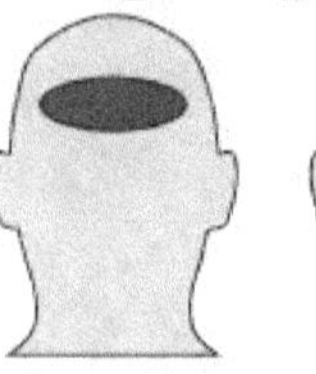

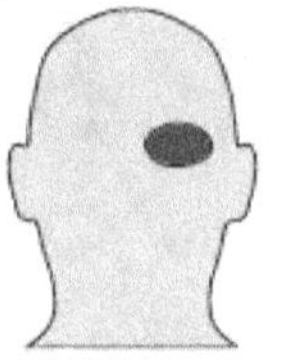

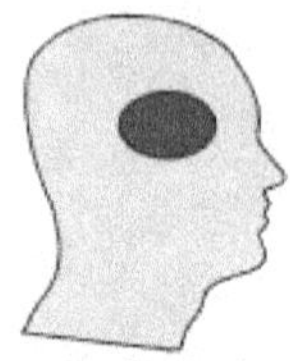

DATO: _____________   **TID [ ]:** _____________

Sværhedsgraden af smerte

1	2	3	4	5	6	7	8	9	10

Udløsere

- ☐ Sult
- ☐ Skarpt lys
- ☐ Kaffe
- ☐ Stress på arbejdet
- ☐ Stress derhjemme
- ☐ Sprang over måltider
- ☐ Angst
- ☐ Søvnløshed
- ☐ Sygdom
- ☐ Træthed
- ☐ Lugte/Dufte
- ☐ Bevægelse
- ☐ Øjenbelastning
- ☐ _____________

Hjælpeforanstaltninger

Medicin	
Vand	
Sleepo	
Øvelse	
Andet	
Andet	

Noter: _____________

Migræne-logbog

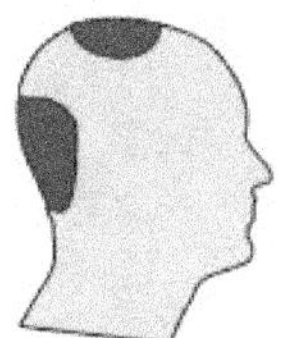
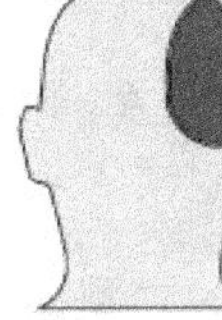
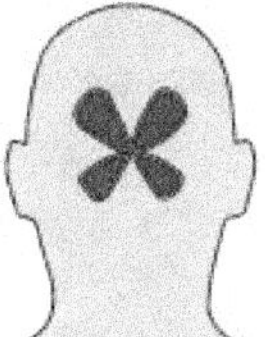
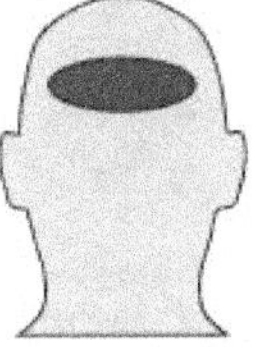
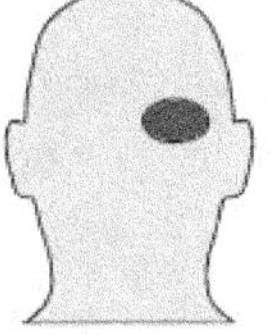
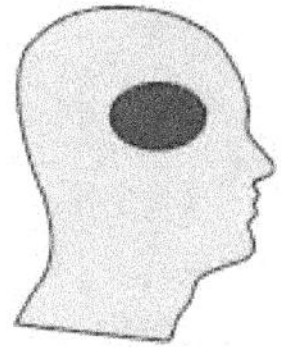

| Nakke | Migræne | Bihule | Spænding | Klynge | Kæbeled |

DATO: _______________________   **TID [ ]:** _______________________

☐   ☐   ☐   ☐   ☐   ☐   🌡 ____________

Sværhedsgraden af smerte

1	2	3	4	5	6	7	8	9	10

Udløsere

☐ Sult	☐ Søvnløshed
☐ Skarpt lys	☐ Sygdom
☐ Kaffe	☐ Træthed
☐ Stress på arbejdet	☐ Lugte/Dufte
☐ Stress derhjemme	☐ Bevægelse
☐ Sprang over måltider	☐ Øjenbelastning
☐ Angst	☐ ____________

Hjælpeforanstaltninger

Medicin	
Vand	
Sleepo	
Øvelse	
Andet	
Andet	

Noter: _______________________

Migræne-logbog
Migræne-logbog

Migræne-logbog

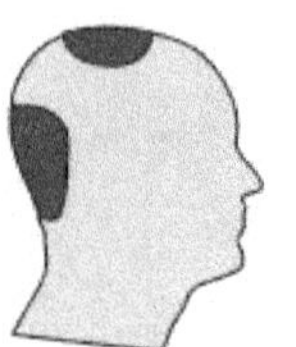

Nakke

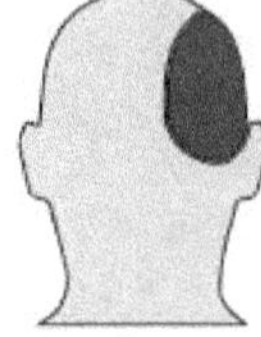

Migræne

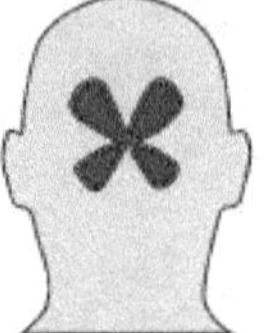

Bihule

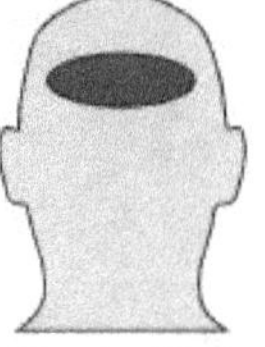

Spænding

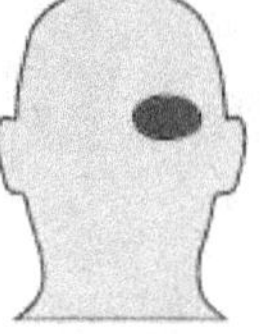

Klynge

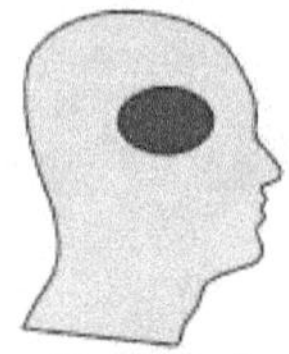

Kæbeled

DATO: _______________   **TID [ ]:** _______________

☀ ☐   ☁ ☐   ⛅ ☐   🌦 ☐   ☁ ☐   🌨 ☐   🌡 _______

Sværhedsgraden af smerte

1	2	3	4	5	6	7	8	9	10

Udløsere

☐ Sult	☐ Søvnløshed
☐ Skarpt lys	☐ Sygdom
☐ Kaffe	☐ Træthed
☐ Stress på arbejdet	☐ Lugte/Dufte
☐ Stress derhjemme	☐ Bevægelse
☐ Sprang over måltider	☐ Øjenbelastning
☐ Angst	☐ _____________

Hjælpeforanstaltninger

Medicin	
Vand	
Sleepo	
Øvelse	
Andet	
Andet	

Noter: _______________

Migræne-logbog

Migræne-logbog

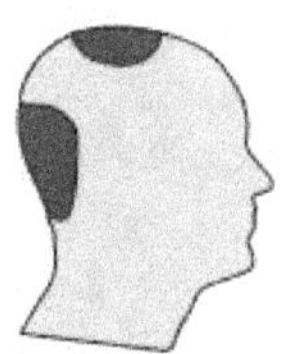
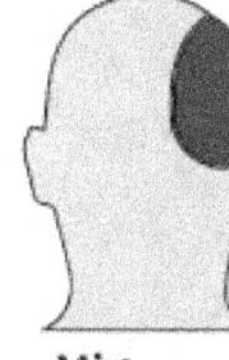
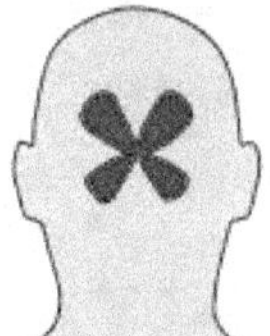
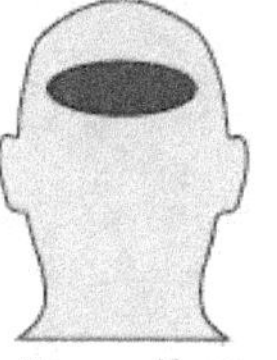
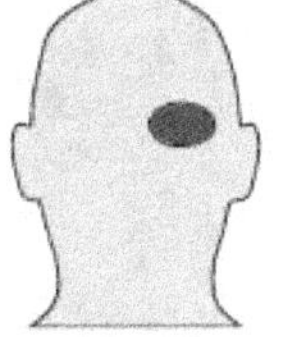
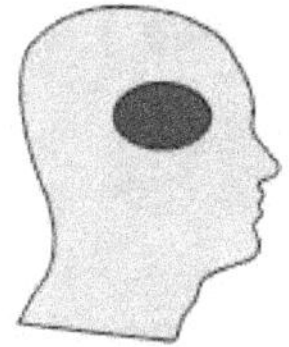

| Nakke | Migræne | Bihule | Spænding | Klynge | Kæbeled |

DATO: _______________   **TID [ ]:** _______________

Sværhedsgraden af smerte

| 1 | 2 | 3 | 4 | 5 | 6 | 7 | 8 | 9 | 10 |

Udløsere

- ☐ Sult
- ☐ Skarpt lys
- ☐ Kaffe
- ☐ Stress på arbejdet
- ☐ Stress derhjemme
- ☐ Sprang over måltider
- ☐ Angst

- ☐ Søvnløshed
- ☐ Sygdom
- ☐ Træthed
- ☐ Lugte/Dufte
- ☐ Bevægelse
- ☐ Øjenbelastning
- ☐ _______________

Hjælpeforanstaltninger

Medicin	
Vand	
Sleepo	
Øvelse	
Andet	
Andet	

Noter: _______________

Migræne-logbog
Migræne-logbog

Migræne-logbog

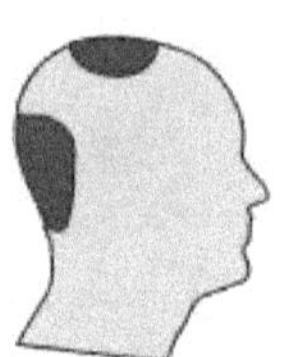 Nakke 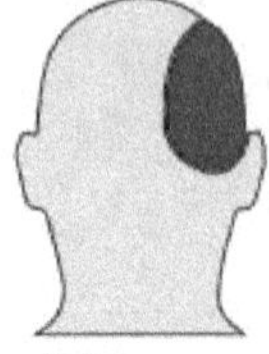 Migræne 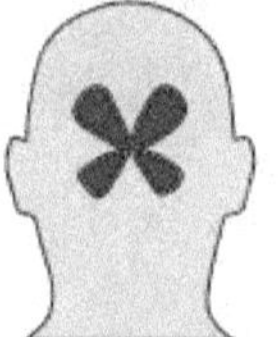 Bihule 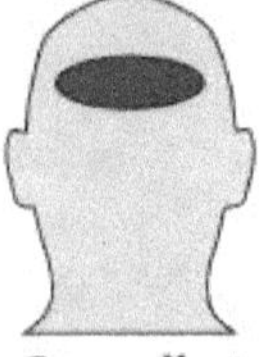 Spænding 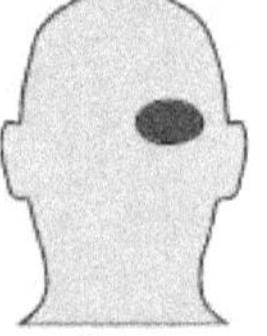 Klynge 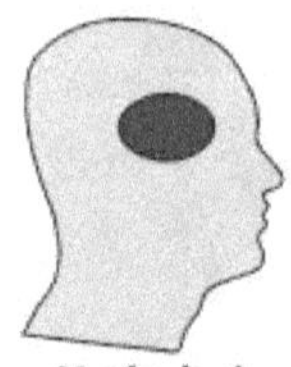 Kæbeled

DATO: ______________________ **TID [ ]:** __________ __________

☐ ☐ ☐ ☐ ☐ ☐ 🌡 ________

Sværhedsgraden af smerte

1	2	3	4	5	6	7	8	9	10

Udløsere

☐ Sult   ☐ Søvnløshed

☐ Skarpt lys   ☐ Sygdom

☐ Kaffe   ☐ Træthed

☐ Stress på arbejdet   ☐ Lugte/Dufte

☐ Stress derhjemme   ☐ Bevægelse

☐ Sprang over måltider   ☐ Øjenbelastning

☐ Angst   ☐ _______________

Hjælpeforanstaltninger

Medicin	
Vand	
Sleepo	
Øvelse	
Andet	
Andet	

Noter: _______________________________

Migræne-logbog

Migræne-logbog

Nakke   Migræne   Bihule   Spænding   Klynge   Kæbeled

DATO: _______________   TID [ ]: _______________

☐   ☐   ☐   ☐   ☐   ☐   🌡 _______

Sværhedsgraden af smerte

1	2	3	4	5	6	7	8	9	10

Udløsere

☐ Sult   ☐ Søvnløshed
☐ Skarpt lys   ☐ Sygdom
☐ Kaffe   ☐ Træthed
☐ Stress på arbejdet   ☐ Lugte/Dufte
☐ Stress derhjemme   ☐ Bevægelse
☐ Sprang over måltider   ☐ Øjenbelastning
☐ Angst   ☐ _______________

Hjælpeforanstaltninger

Medicin	
Vand	
Sleepo	
Øvelse	
Andet	
Andet	

Noter: _______________

Migræne-logbog

Migræne-logbog

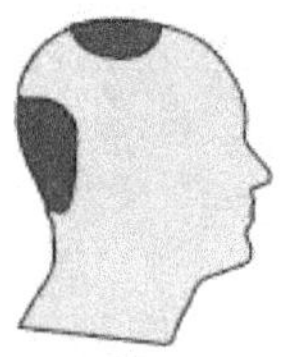

Nakke

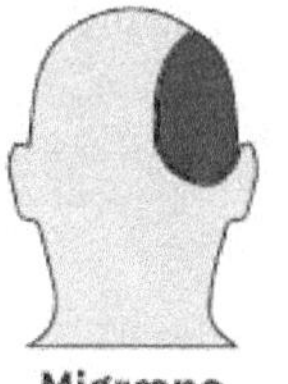

Migræne

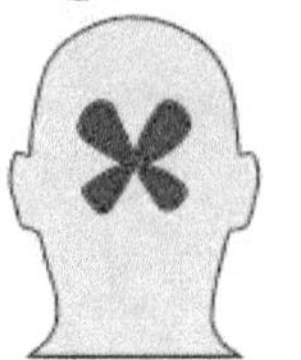

Bihule

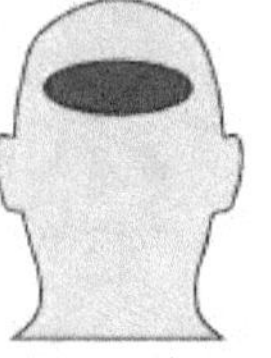

Spænding

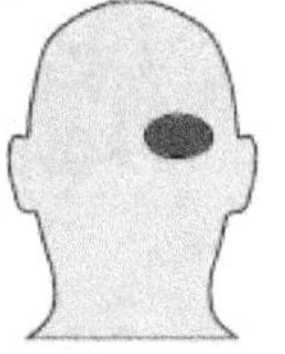

Klynge

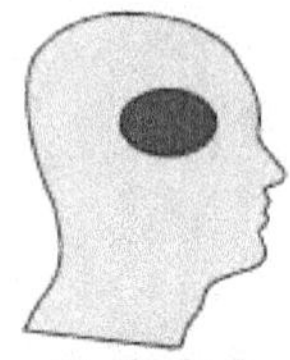

Kæbeled

DATO: ______________________ **TID [ ]:** ______________________

☐ ☐ ☐ ☐ ☐ ☐

Sværhedsgraden af smerte

1	2	3	4	5	6	7	8	9	10

Udløsere

☐ Sult ☐ Søvnløshed

☐ Skarpt lys ☐ Sygdom

☐ Kaffe ☐ Træthed

☐ Stress på arbejdet ☐ Lugte/Dufte

☐ Stress derhjemme ☐ Bevægelse

☐ Sprang over måltider ☐ Øjenbelastning

☐ Angst ☐ ______________________

Hjælpeforanstaltninger

Medicin	
Vand	
Sleepo	
Øvelse	
Andet	
Andet	

Noter: ______________________

Migræne-logbog

Migræne-logbog

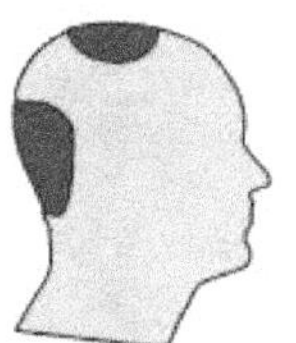 Nakke

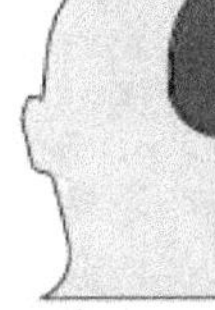 Migræne

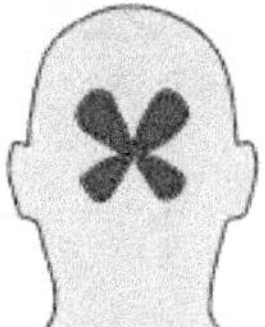 Bihule

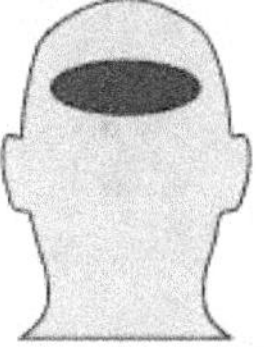 Spænding

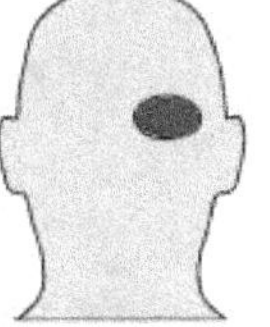 Klynge

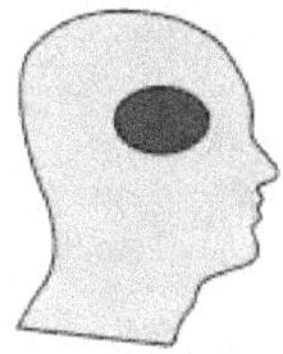 Kæbeled

DATO: ______________________   **TID [ ]:** ______________________

| ☐ | ☐ | ☐ | ☐ | ☐ | ☐ | 🌡 ______ |

Sværhedsgraden af smerte

1	2	3	4	5	6	7	8	9	10

Udløsere

☐ Sult	☐ Søvnløshed
☐ Skarpt lys	☐ Sygdom
☐ Kaffe	☐ Træthed
☐ Stress på arbejdet	☐ Lugte/Dufte
☐ Stress derhjemme	☐ Bevægelse
☐ Sprang over måltider	☐ Øjenbelastning
☐ Angst	☐ ______________

Hjælpeforanstaltninger

Medicin	
Vand	
Sleepo	
Øvelse	
Andet	
Andet	

Noter: ______________________

Migræne-logbog

Migræne-logbog

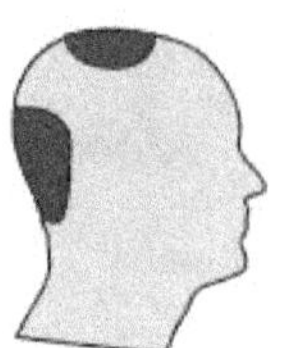
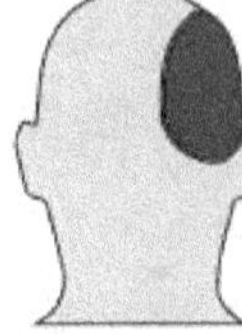
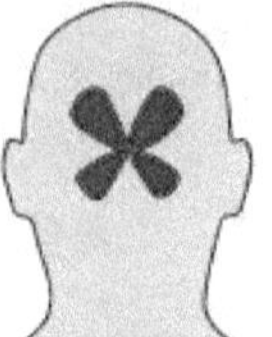
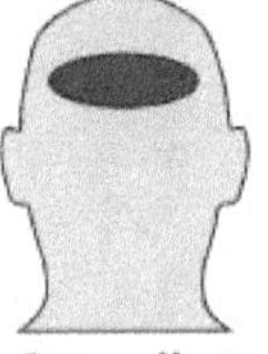
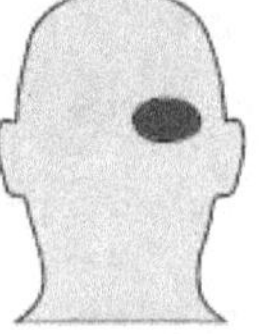
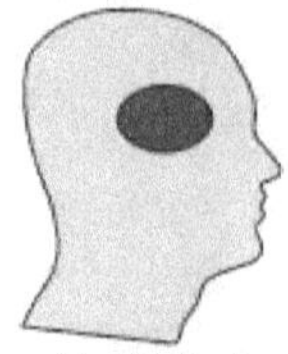

DATO: ______________   **TID [ ]:** ______________

☐ ☐ ☐ ☐ ☐ ☐   🌡 ______________

Sværhedsgraden af smerte

1	2	3	4	5	6	7	8	9	10

Udløsere

☐ Sult	☐ Søvnløshed
☐ Skarpt lys	☐ Sygdom
☐ Kaffe	☐ Træthed
☐ Stress på arbejdet	☐ Lugte/Dufte
☐ Stress derhjemme	☐ Bevægelse
☐ Sprang over måltider	☐ Øjenbelastning
☐ Angst	☐ ______________

Hjælpeforanstaltninger

Medicin	
Vand	
Sleepo	
Øvelse	
Andet	
Andet	

Noter: ______________

Migræne-logbog

Migræne-logbog

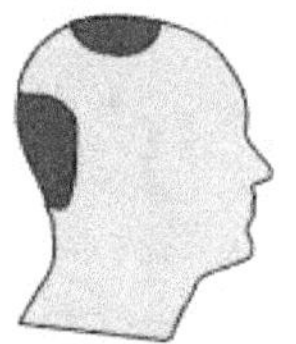

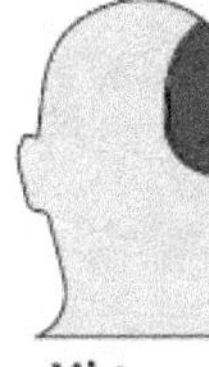

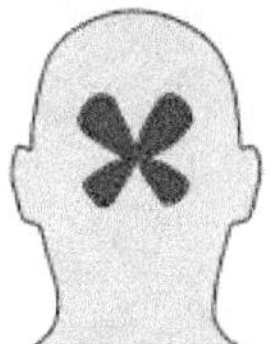

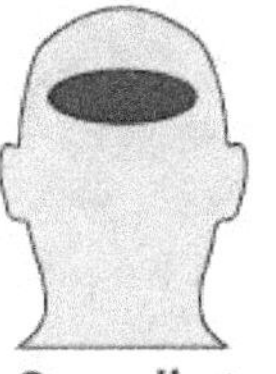

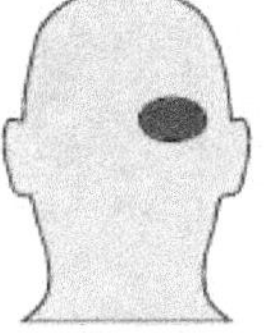

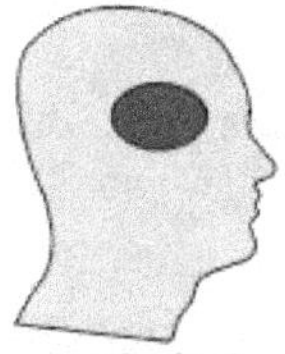

| Nakke | Migræne | Bihule | Spænding | Klynge | Kæbeled |

DATO: _______________ **TID [ ]:** _______________

☐ ☀   ☐ ⛅   ☐ 🌤   ☐ 🌧   ☐ 🌦   ☐ 🌨   🌡 _______

Sværhedsgraden af smerte

1	2	3	4	5	6	7	8	9	10

Udløsere

☐ Sult	☐ Søvnløshed
☐ Skarpt lys	☐ Sygdom
☐ Kaffe	☐ Træthed
☐ Stress på arbejdet	☐ Lugte/Dufte
☐ Stress derhjemme	☐ Bevægelse
☐ Sprang over måltider	☐ Øjenbelastning
☐ Angst	☐ _______________

Hjælpeforanstaltninger

Medicin	
Vand	
Sleepo	
Øvelse	
Andet	
Andet	

Noter: _______________

Migræne-logbog

Migræne-logbog

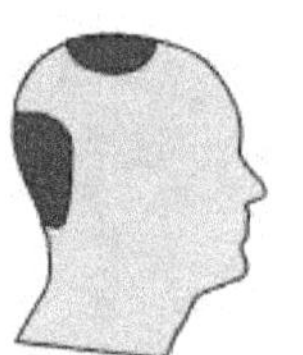
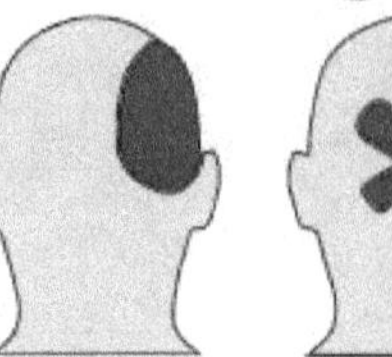
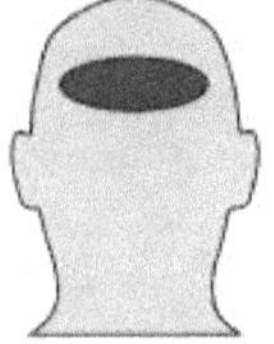
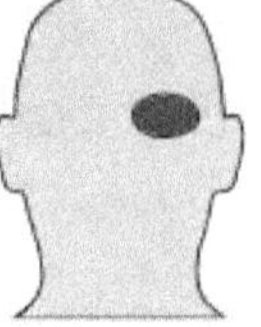
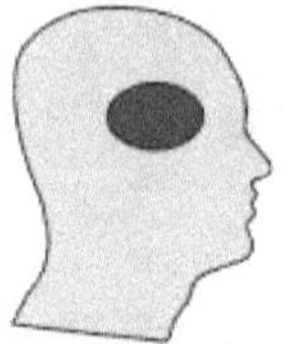

| Nakke | Migræne | Bihule | Spænding | Klynge | Kæbeled |

DATO: _________________   **TID [ ]:** _________________ _________

☐ ☐ ☐ ☐ ☐ ☐ 🌡 _________

Sværhedsgraden af smerte

1	2	3	4	5	6	7	8	9	10

Udløsere

☐ Sult	☐ Søvnløshed
☐ Skarpt lys	☐ Sygdom
☐ Kaffe	☐ Træthed
☐ Stress på arbejdet	☐ Lugte/Dufte
☐ Stress derhjemme	☐ Bevægelse
☐ Sprang over måltider	☐ Øjenbelastning
☐ Angst	☐ ________________

Hjælpeforanstaltninger

Medicin	
Vand	
Sleepo	
Øvelse	
Andet	
Andet	

Noter: _______________________________

Migræne-logbog

Migræne-logbog

Nakke   Migræne   Bihule   Spænding   Klynge   Kæbeled

DATO: _______________   TID [ ]: _______________

Sværhedsgraden af smerte

1	2	3	4	5	6	7	8	9	10

Udløsere

☐ Sult   ☐ Søvnløshed
☐ Skarpt lys   ☐ Sygdom
☐ Kaffe   ☐ Træthed
☐ Stress på arbejdet   ☐ Lugte/Dufte
☐ Stress derhjemme   ☐ Bevægelse
☐ Sprang over måltider   ☐ Øjenbelastning
☐ Angst   ☐ _______________

Hjælpeforanstaltninger

Medicin	
Vand	
Sleepo	
Øvelse	
Andet	
Andet	

Noter: _______________

Migræne-logbog

Migræne-logbog

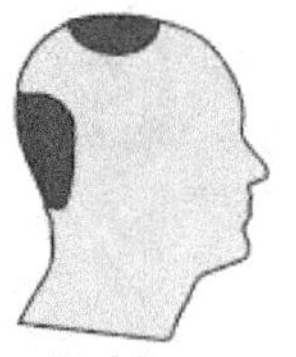

Nakke

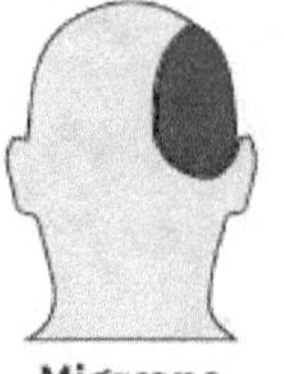

Migræne

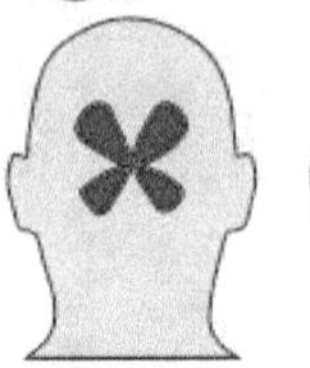

Bihule

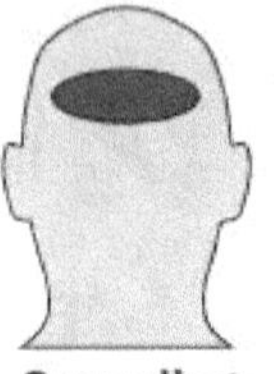

Spænding

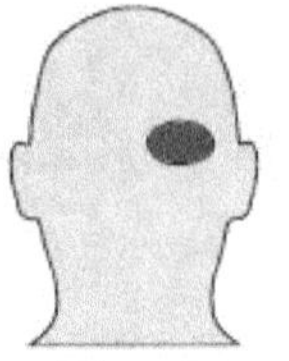

Klynge

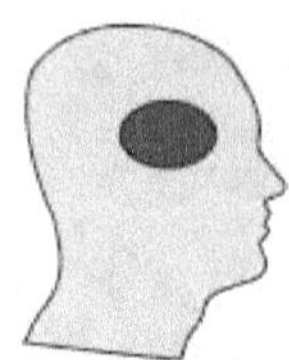

Kæbeled

DATO: _______________________   **TID [ ]:** _______________________

☐ ☐ ☐ ☐ ☐ ☐

Sværhedsgraden af smerte

1	2	3	4	5	6	7	8	9	10

Udløsere

☐	Sult	☐	Søvnløshed
☐	Skarpt lys	☐	Sygdom
☐	Kaffe	☐	Træthed
☐	Stress på arbejdet	☐	Lugte/Dufte
☐	Stress derhjemme	☐	Bevægelse
☐	Sprang over måltider	☐	Øjenbelastning
☐	Angst	☐	________

Hjælpeforanstaltninger

Medicin	
Vand	
Sleepo	
Øvelse	
Andet	
Andet	

Noter: _______________________

Migræne-logbog

Migræne-logbog

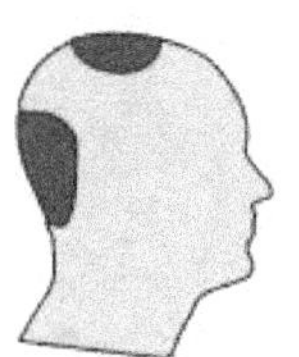
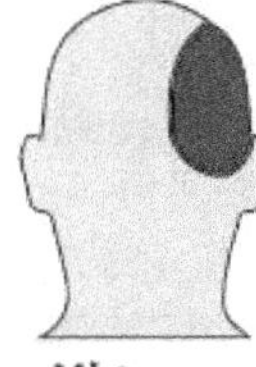
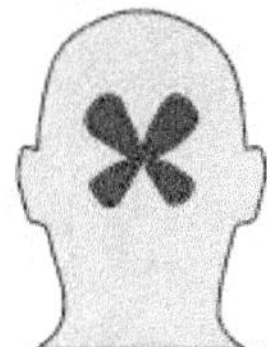
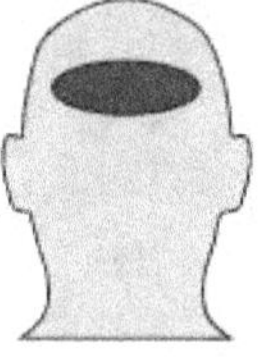
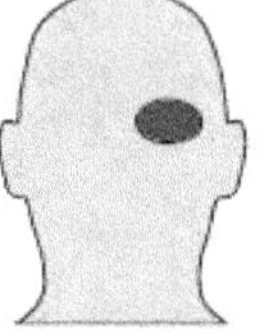
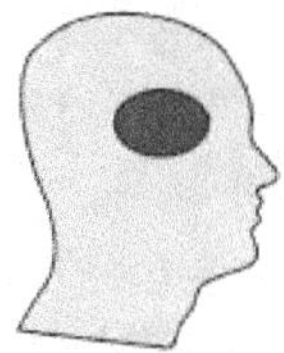

Nakke	Migræne	Bihule	Spænding	Klynge	Kæbeled

DATO: _______________   **TID [ ]:** _______________

Sværhedsgraden af smerte

1	2	3	4	5	6	7	8	9	10

Udløsere

- ☐ Sult
- ☐ Skarpt lys
- ☐ Kaffe
- ☐ Stress på arbejdet
- ☐ Stress derhjemme
- ☐ Sprang over måltider
- ☐ Angst
- ☐ Søvnløshed
- ☐ Sygdom
- ☐ Træthed
- ☐ Lugte/Dufte
- ☐ Bevægelse
- ☐ Øjenbelastning
- ☐ _______________

Hjælpeforanstaltninger

Medicin	
Vand	
Sleepo	
Øvelse	
Andet	
Andet	

Noter: _______________

Migræne-logbog"

Migræne-logbog

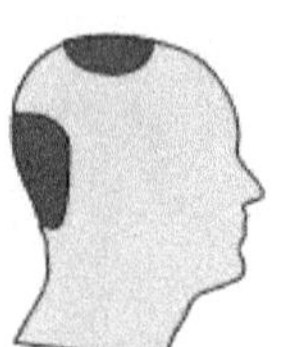

Nakke

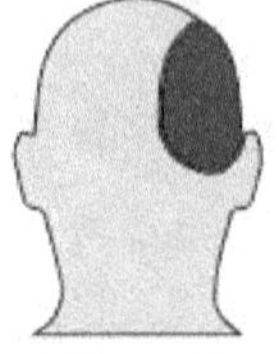

Migræne

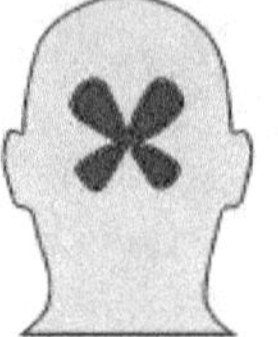

Bihule

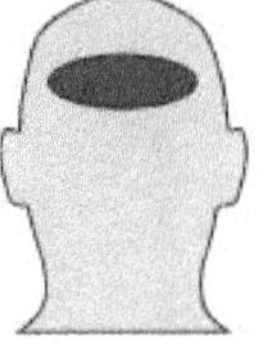

Spænding

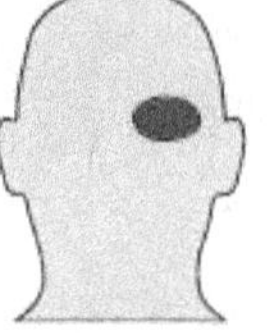

Klynge

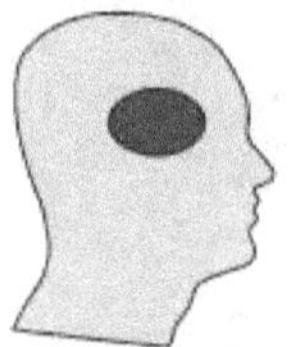

Kæbeled

DATO: _______________   TID [ ]: _______________

☀ ☐   ☁ ☐   🌤 ☐   🌦 ☐   🌧 ☐   🌨 ☐   🌡 _______________

Sværhedsgraden af smerte

1	2	3	4	5	6	7	8	9	10

Udløsere

☐ Sult	☐ Søvnløshed
☐ Skarpt lys	☐ Sygdom
☐ Kaffe	☐ Træthed
☐ Stress på arbejdet	☐ Lugte/Dufte
☐ Stress derhjemme	☐ Bevægelse
☐ Sprang over måltider	☐ Øjenbelastning
☐ Angst	☐ _______________

Hjælpeforanstaltninger

Medicin	
Vand	
Sleepo	
Øvelse	
Andet	
Andet	

Noter: _______________

Migræne-logbog

Migræne-logbog

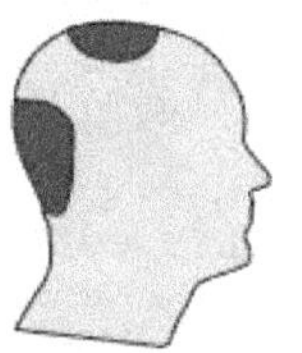
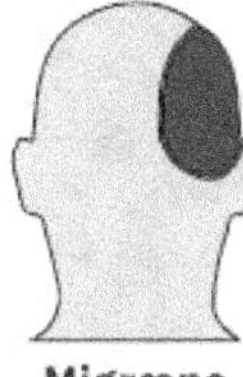
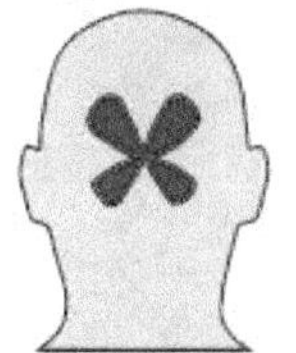
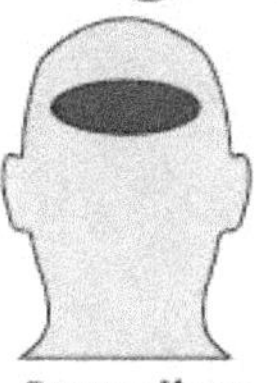
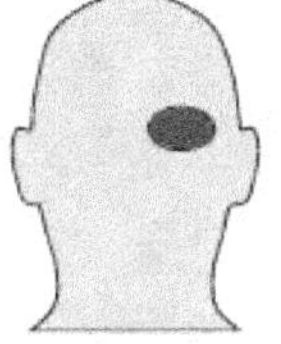
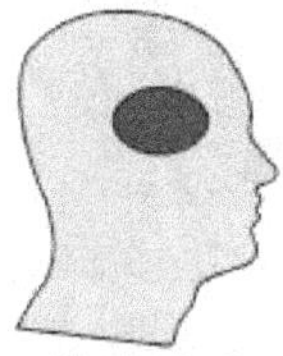

| Nakke | Migræne | Bihule | Spænding | Klynge | Kæbeled |

DATO: _____________   **TID [ ]:** _____________ _____________

☐ ☐ ☐ ☐ ☐ ☐

Sværhedsgraden af smerte

1	2	3	4	5	6	7	8	9	10

Udløsere

☐ Sult	☐ Søvnløshed
☐ Skarpt lys	☐ Sygdom
☐ Kaffe	☐ Træthed
☐ Stress på arbejdet	☐ Lugte/Dufte
☐ Stress derhjemme	☐ Bevægelse
☐ Sprang over måltider	☐ Øjenbelastning
☐ Angst	☐ _____________

Hjælpeforanstaltninger

Medicin	
Vand	
Sleepo	
Øvelse	
Andet	
Andet	

Noter: _____________

Migræne-logbog

Migræne-logbog

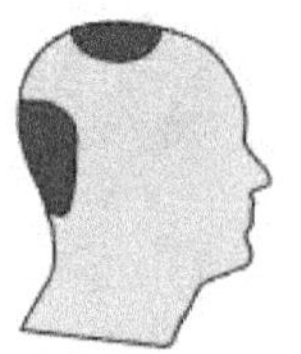 **Nakke**
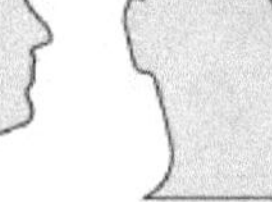 **Migræne**
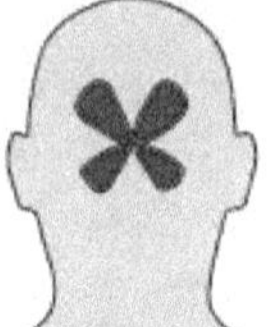 **Bihule**
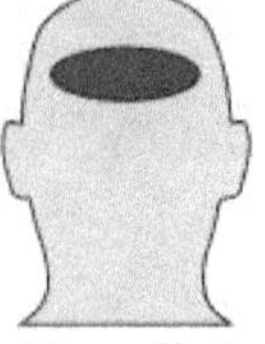 **Spænding**
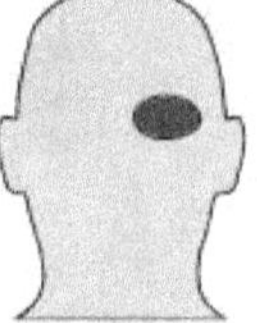 **Klynge**
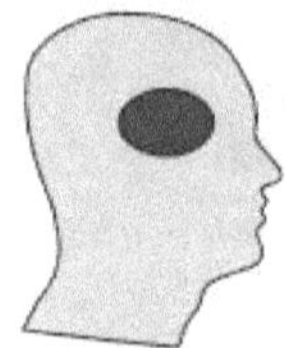 **Kæbeled**

DATO: _______________   **TID [ ]:** _______________

☐ ☐ ☐ ☐ ☐ ☐ 🌡 _______

Sværhedsgraden af smerte

1	2	3	4	5	6	7	8	9	10

Udløsere

☐ Sult	☐ Søvnløshed
☐ Skarpt lys	☐ Sygdom
☐ Kaffe	☐ Træthed
☐ Stress på arbejdet	☐ Lugte/Dufte
☐ Stress derhjemme	☐ Bevægelse
☐ Sprang over måltider	☐ Øjenbelastning
☐ Angst	☐ _______________

Hjælpeforanstaltninger

Medicin	
Vand	
Sleepo	
Øvelse	
Andet	
Andet	

Noter: _______________

Migræne-logbog

Migræne-logbog

Nakke   Migræne   Bihule   Spænding   Klynge   Kæbeled

DATO: _______________   **TID [ ]:** _______________

☐   ☐   ☐   ☐   ☐   ☐

Sværhedsgraden af smerte

1	2	3	4	5	6	7	8	9	10

Udløsere

☐ Sult   ☐ Søvnløshed

☐ Skarpt lys   ☐ Sygdom

☐ Kaffe   ☐ Træthed

☐ Stress på arbejdet   ☐ Lugte/Dufte

☐ Stress derhjemme   ☐ Bevægelse

☐ Sprang over måltider   ☐ Øjenbelastning

☐ Angst   ☐ _______________

Hjælpeforanstaltninger

Medicin	
Vand	
Sleepo	
Øvelse	
Andet	
Andet	

Noter: _______________

Migræne-logbog

Migræne-logbog

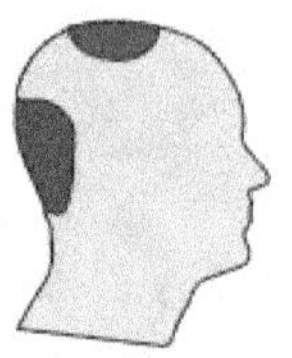
Nakke

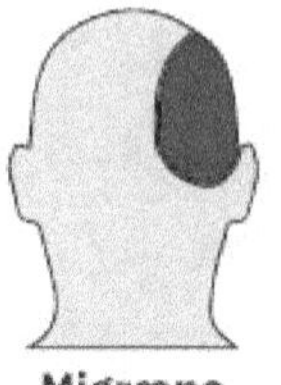
Migræne

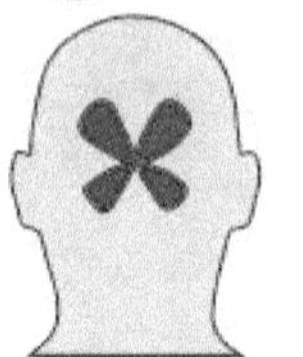
Bihule

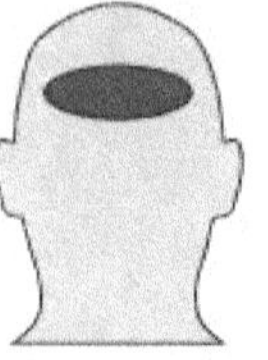
Spænding

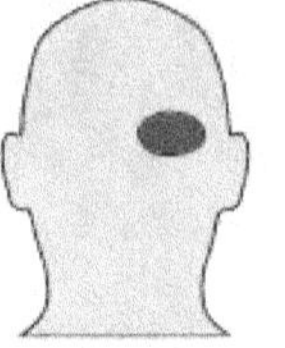
Klynge

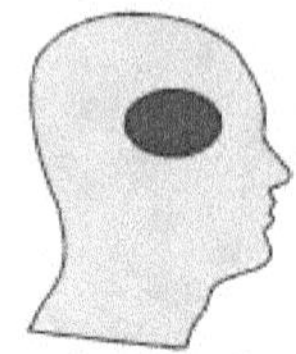
Kæbeled

DATO: __________________   TID [ ]: __________________

☐   ☐   ☐   ☐   ☐   ☐

Sværhedsgraden af smerte

1	2	3	4	5	6	7	8	9	10

Udløsere

☐ Sult   ☐ Søvnløshed

☐ Skarpt lys   ☐ Sygdom

☐ Kaffe   ☐ Træthed

☐ Stress på arbejdet   ☐ Lugte/Dufte

☐ Stress derhjemme   ☐ Bevægelse

☐ Sprang over måltider   ☐ Øjenbelastning

☐ Angst   ☐ __________________

Hjælpeforanstaltninger

Medicin	
Vand	
Sleepo	
Øvelse	
Andet	
Andet	

Noter: __________________

Migræne-logbog

Migræne-logbog

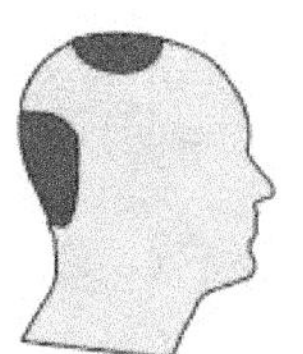
Nakke

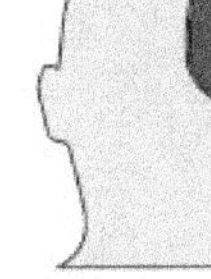
Migræne

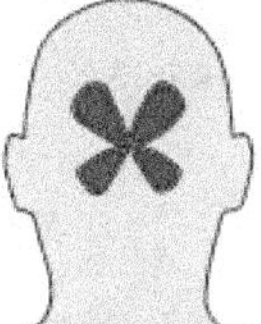
Bihule

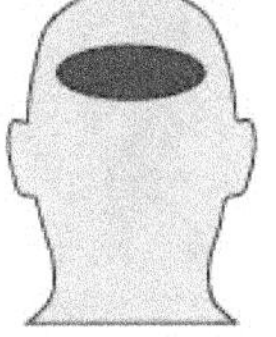
Spænding

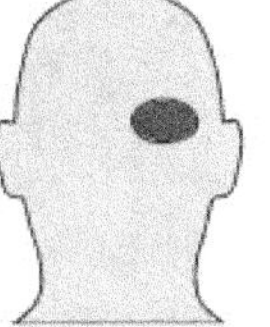
Klynge

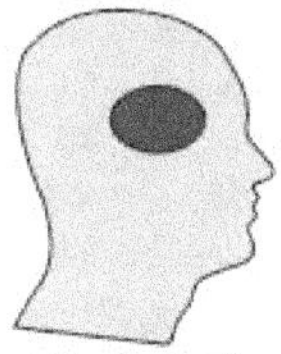
Kæbeled

DATO: _______________ **TID [ ]:** _______________

| ☐ | ☐ | ☐ | ☐ | ☐ | ☐ | |

Sværhedsgraden af smerte

1	2	3	4	5	6	7	8	9	10

Udløsere

☐ Sult	☐ Søvnløshed
☐ Skarpt lys	☐ Sygdom
☐ Kaffe	☐ Træthed
☐ Stress på arbejdet	☐ Lugte/Dufte
☐ Stress derhjemme	☐ Bevægelse
☐ Sprang over måltider	☐ Øjenbelastning
☐ Angst	☐ _____________

Hjælpeforanstaltninger

Medicin	
Vand	
Sleepo	
Øvelse	
Andet	
Andet	

Noter: _______________

Migræne-logbog

Migræne-logbog

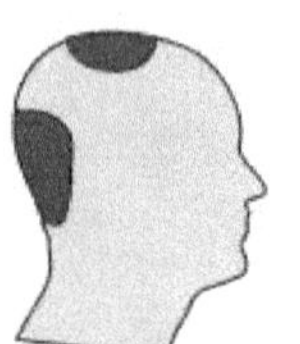
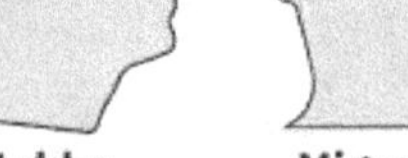
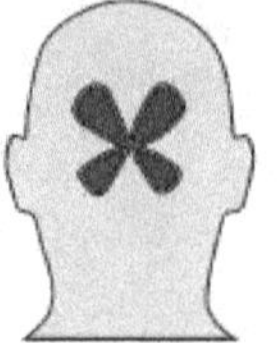
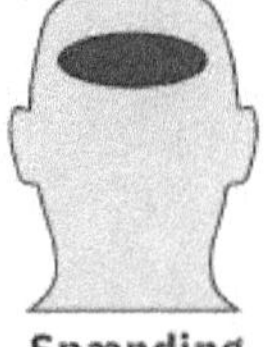
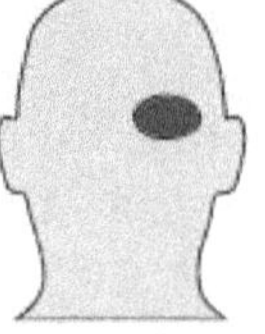
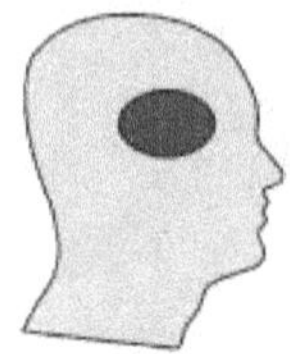

| Nakke | Migræne | Bihule | Spænding | Klynge | Kæbeled |

DATO: ___________________ **TID [ ]:** ___________________

☐ ☐ ☐ ☐ ☐ ☐ ___________

Sværhedsgraden af smerte

1	2	3	4	5	6	7	8	9	10

Udløsere

☐ Sult	☐ Søvnløshed
☐ Skarpt lys	☐ Sygdom
☐ Kaffe	☐ Træthed
☐ Stress på arbejdet	☐ Lugte/Dufte
☐ Stress derhjemme	☐ Bevægelse
☐ Sprang over måltider	☐ Øjenbelastning
☐ Angst	☐ _____________

Hjælpeforanstaltninger

Medicin	
Vand	
Sleepo	
Øvelse	
Andet	
Andet	

Noter: _______________________________

Migræne-logbog

Migræne-logbog

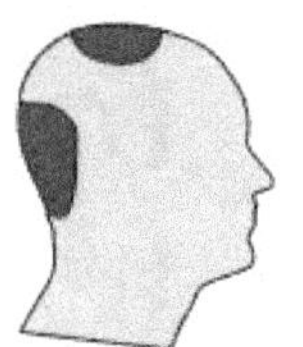 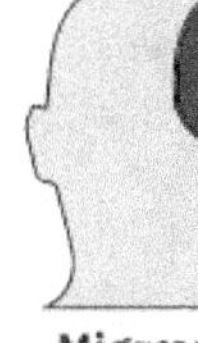 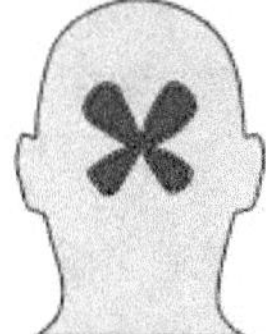 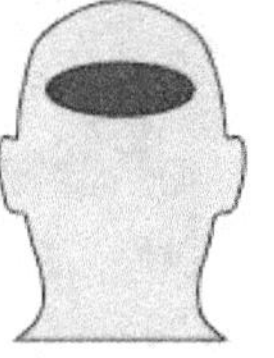 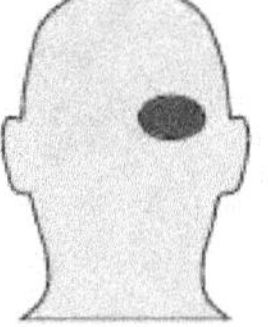 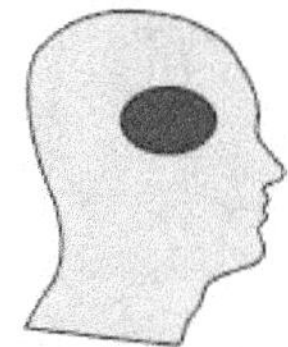

Nakke	Migræne	Bihule	Spænding	Klynge	Kæbeled

DATO: ___________________ **TID [ ]:** ___________________

☐ ☐ ☐ ☐ ☐ ☐

Sværhedsgraden af smerte

1	2	3	4	5	6	7	8	9	10

Udløsere

☐ Sult ☐ Søvnløshed

☐ Skarpt lys ☐ Sygdom

☐ Kaffe ☐ Træthed

☐ Stress på arbejdet ☐ Lugte/Dufte

☐ Stress derhjemme ☐ Bevægelse

☐ Sprang over måltider ☐ Øjenbelastning

☐ Angst ☐ ___________________

Hjælpeforanstaltninger

Medicin	
Vand	
Sleepo	
Øvelse	
Andet	
Andet	

Noter: ___________________

Migræne-logbog

Migræne-logbog

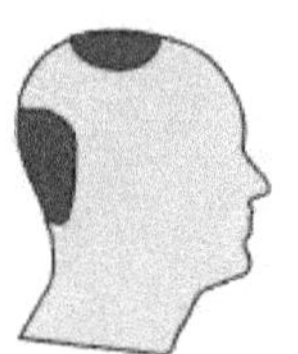 Nakke
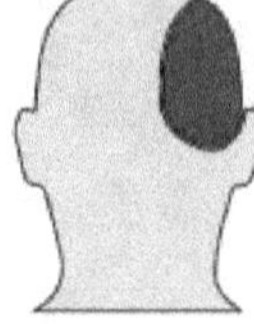 Migræne
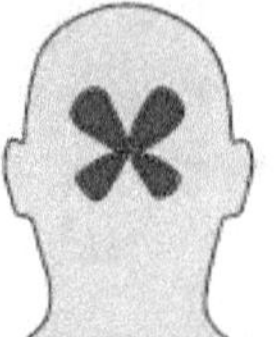 Bihule
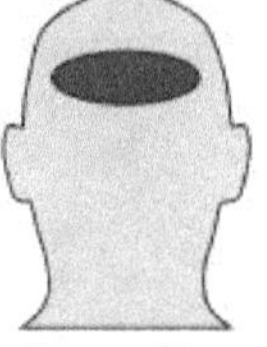 Spænding
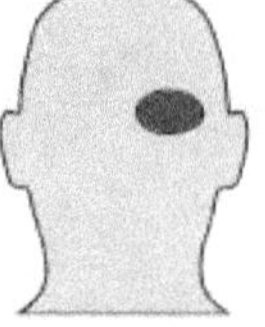 Klynge
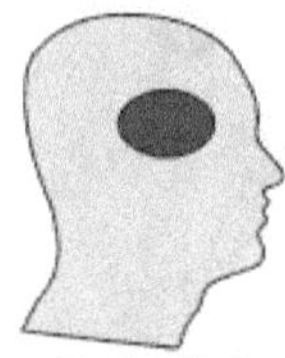 Kæbeled

---

DATO: _______________ **TID [ ]:** _______ _______

☀ ☐ ⛅ ☐ 🌤 ☐ 🌧 ☐ 🌧 ☐ 🌨 ☐ 🌡 _______

Sværhedsgraden af smerte

1	2	3	4	5	6	7	8	9	10

Udløsere

☐ Sult ☐ Søvnløshed

☐ Skarpt lys ☐ Sygdom

☐ Kaffe ☐ Træthed

☐ Stress på arbejdet ☐ Lugte/Dufte

☐ Stress derhjemme ☐ Bevægelse

☐ Sprang over måltider ☐ Øjenbelastning

☐ Angst ☐ _______________

Hjælpeforanstaltninger

Medicin	
Vand	
Sleepo	
Øvelse	
Andet	
Andet	

Noter: _______________

Migræne-logbog

Migræne-logbog

Nakke Migræne Bihule Spænding Klynge Kæbeled

DATO: _______________   TID [ ]: _______________

Sværhedsgraden af smerte

1	2	3	4	5	6	7	8	9	10

Udløsere

- ☐ Sult
- ☐ Skarpt lys
- ☐ Kaffe
- ☐ Stress på arbejdet
- ☐ Stress derhjemme
- ☐ Sprang over måltider
- ☐ Angst
- ☐ Søvnløshed
- ☐ Sygdom
- ☐ Træthed
- ☐ Lugte/Dufte
- ☐ Bevægelse
- ☐ Øjenbelastning
- ☐ _______________

Hjælpeforanstaltninger

Medicin	
Vand	
Sleepo	
Øvelse	
Andet	
Andet	

Noter: _______________

Migræne-logbog

Migræne-logbog

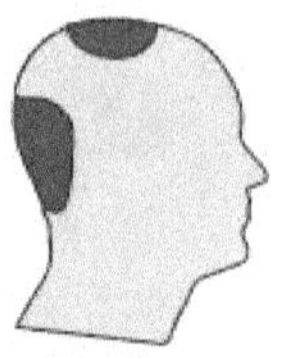 Nakke
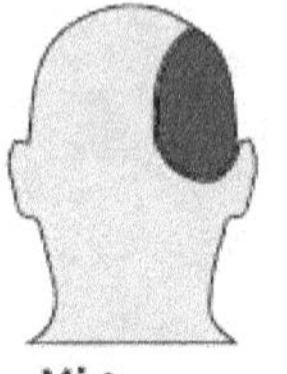 Migræne
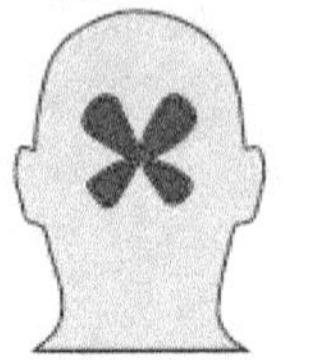 Bihule
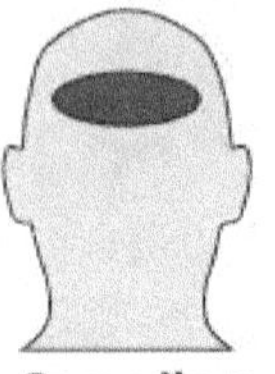 Spænding
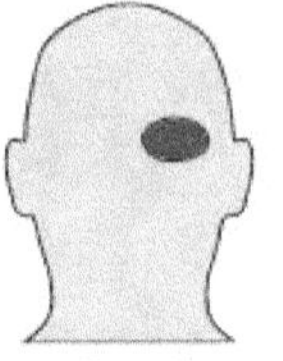 Klynge
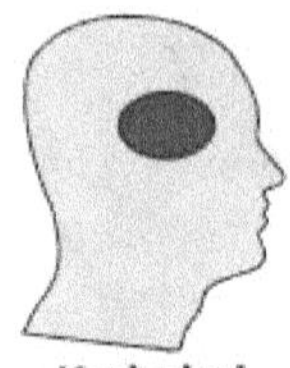 Kæbeled

DATO: ______________________ **TID [ ]:** ______________________

Sværhedsgraden af smerte

1	2	3	4	5	6	7	8	9	10

Udløsere

- ☐ Sult
- ☐ Skarpt lys
- ☐ Kaffe
- ☐ Stress på arbejdet
- ☐ Stress derhjemme
- ☐ Sprang over måltider
- ☐ Angst
- ☐ Søvnløshed
- ☐ Sygdom
- ☐ Træthed
- ☐ Lugte/Dufte
- ☐ Bevægelse
- ☐ Øjenbelastning
- ☐ ______________________

Hjælpeforanstaltninger

Medicin	
Vand	
Sleepo	
Øvelse	
Andet	
Andet	

Noter: ______________________

Migræne-logbog

Migræne-logbog

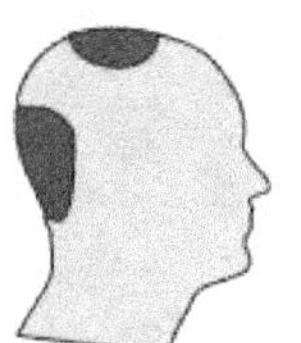 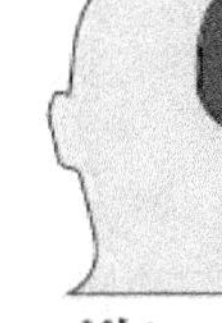 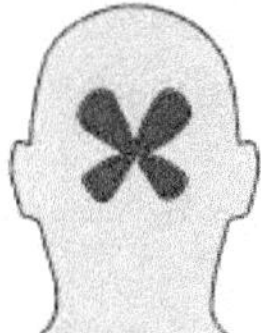 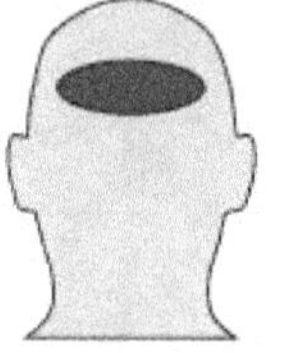 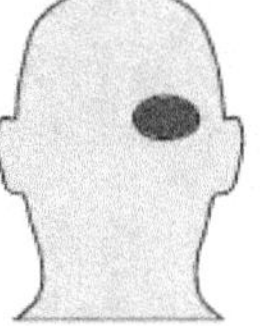 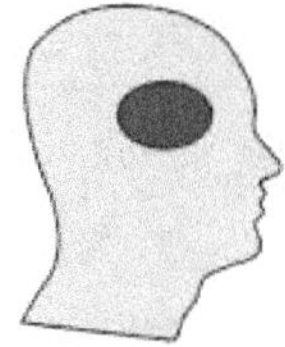

| Nakke | Migræne | Bihule | Spænding | Klynge | Kæbeled |

DATO: _______________ **TID [ ]:** _______________

Sværhedsgraden af smerte

1	2	3	4	5	6	7	8	9	10

Udløsere

- ☐ Sult
- ☐ Skarpt lys
- ☐ Kaffe
- ☐ Stress på arbejdet
- ☐ Stress derhjemme
- ☐ Sprang over måltider
- ☐ Angst

- ☐ Søvnløshed
- ☐ Sygdom
- ☐ Træthed
- ☐ Lugte/Dufte
- ☐ Bevægelse
- ☐ Øjenbelastning
- ☐ _______________

Hjælpeforanstaltninger

Medicin	
Vand	
Sleepo	
Øvelse	
Andet	
Andet	

Noter: _______________

Migræne-logbog

Migræne-logbog

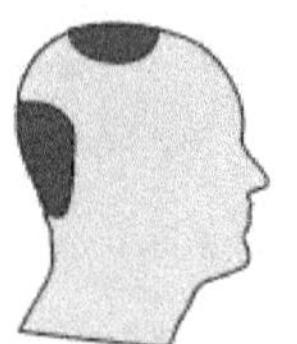
Nakke

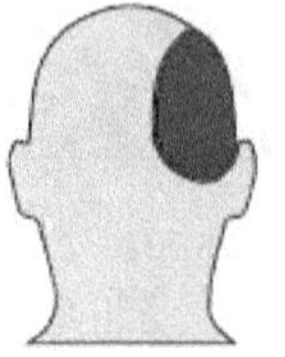
Migræne

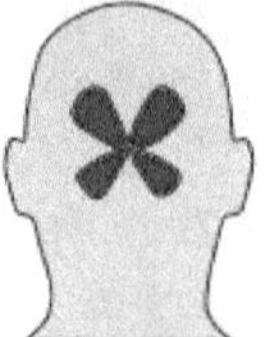
Bihule

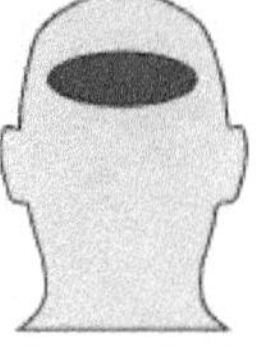
Spænding

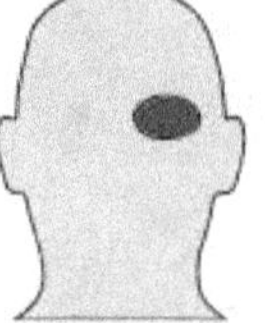
Klynge

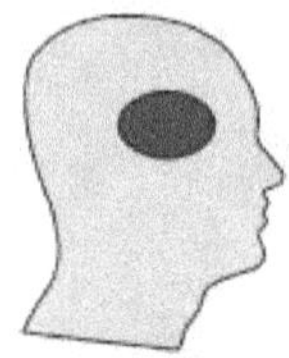
Kæbeled

DATO: _____________   **TID [ ]:** _____________ _____________

☀ ☐   ☁ ☐   🌤 ☐   🌧 ☐   🌧 ☐   🌨 ☐   🌡 _________

Sværhedsgraden af smerte

1	2	3	4	5	6	7	8	9	10

Udløsere

☐ Sult	☐ Søvnløshed
☐ Skarpt lys	☐ Sygdom
☐ Kaffe	☐ Træthed
☐ Stress på arbejdet	☐ Lugte/Dufte
☐ Stress derhjemme	☐ Bevægelse
☐ Sprang over måltider	☐ Øjenbelastning
☐ Angst	☐ ___________

Hjælpeforanstaltninger

Medicin	
Vand	
Sleepo	
Øvelse	
Andet	
Andet	

Noter: ___________

Migræne-logbog

Migræne-logbog

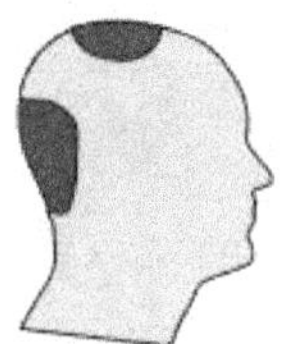 Nakke
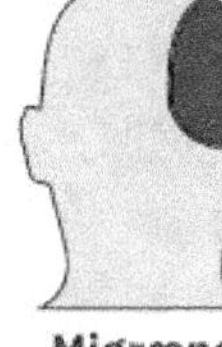 Migræne
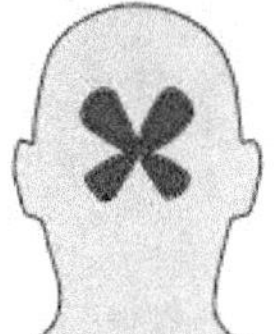 Bihule
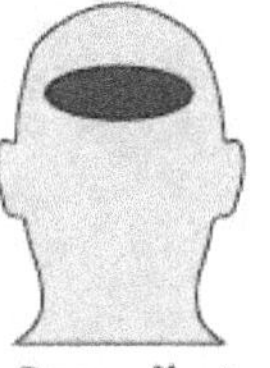 Spænding
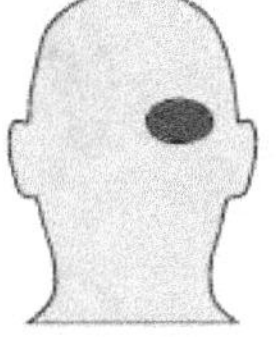 Klynge
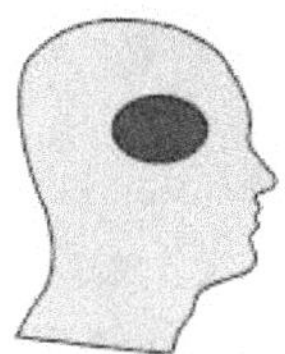 Kæbeled

DATO: ___________________   **TID [ ]:** ___________________

☐ ☐ ☐ ☐ ☐ ☐   🌡 ___________

Sværhedsgraden af smerte

1	2	3	4	5	6	7	8	9	10

Udløsere

☐ Sult	☐ Søvnløshed
☐ Skarpt lys	☐ Sygdom
☐ Kaffe	☐ Træthed
☐ Stress på arbejdet	☐ Lugte/Dufte
☐ Stress derhjemme	☐ Bevægelse
☐ Sprang over måltider	☐ Øjenbelastning
☐ Angst	☐ _____________

Hjælpeforanstaltninger

Medicin	
Vand	
Sleepo	
Øvelse	
Andet	
Andet	

Noter: ___________________

Migræne-logbog

Migræne-logbog

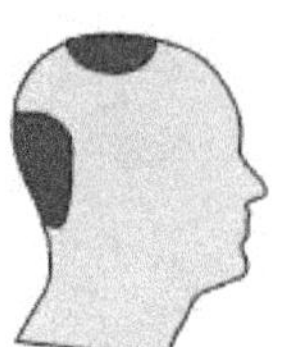 **Nakke**
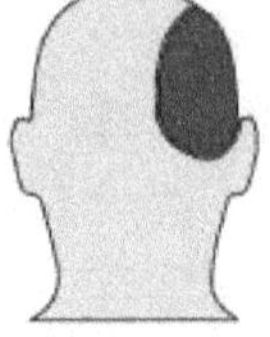 **Migræne**
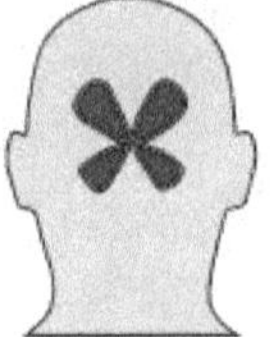 **Bihule**
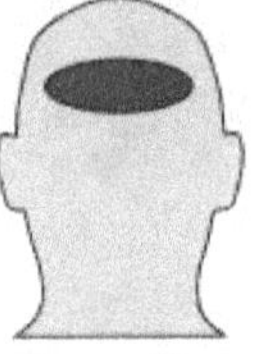 **Spænding**
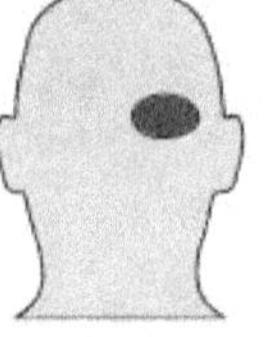 **Klynge**
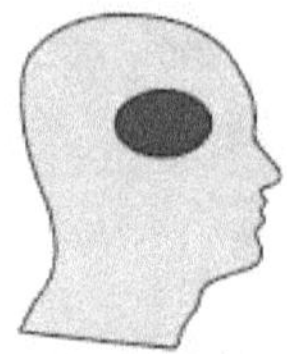 **Kæbeled**

DATO: ______________________ **TID [ ]:** ______________________

☐ ☐ ☐ ☐ ☐ ☐   🌡 __________

Sværhedsgraden af smerte

1	2	3	4	5	6	7	8	9	10

Udløsere

☐ Sult ☐ Søvnløshed

☐ Skarpt lys ☐ Sygdom

☐ Kaffe ☐ Træthed

☐ Stress på arbejdet ☐ Lugte/Dufte

☐ Stress derhjemme ☐ Bevægelse

☐ Sprang over måltider ☐ Øjenbelastning

☐ Angst ☐ ______________________

Hjælpeforanstaltninger

Medicin	
Vand	
Sleepo	
Øvelse	
Andet	
Andet	

Noter: _______________________________

Migræne-logbog

Migræne-logbog

Nakke   Migræne   Bihule   Spænding   Klynge   Kæbeled

DATO: _______________   TID [ ]: _______________

Sværhedsgraden af smerte

1	2	3	4	5	6	7	8	9	10

Udløsere

☐ Sult   ☐ Søvnløshed

☐ Skarpt lys   ☐ Sygdom

☐ Kaffe   ☐ Træthed

☐ Stress på arbejdet   ☐ Lugte/Dufte

☐ Stress derhjemme   ☐ Bevægelse

☐ Sprang over måltider   ☐ Øjenbelastning

☐ Angst   ☐ _______________

Hjælpeforanstaltninger

Medicin	
Vand	
Sleepo	
Øvelse	
Andet	
Andet	

Noter: _______________

Migræne-logbog

Migræne-logbog

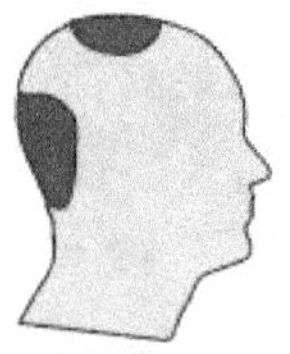

Nakke

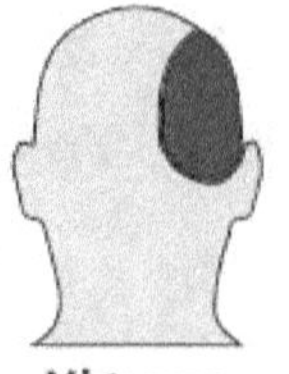

Migræne

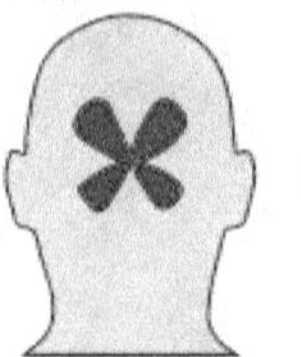

Bihule

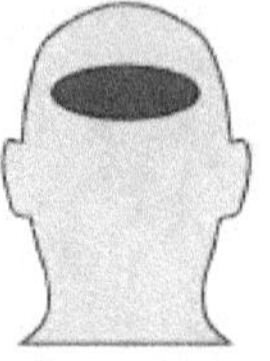

Spænding

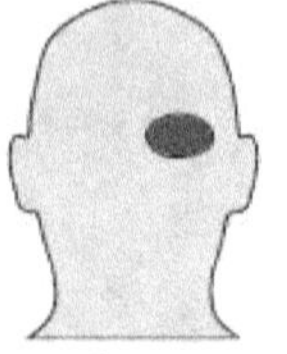

Klynge

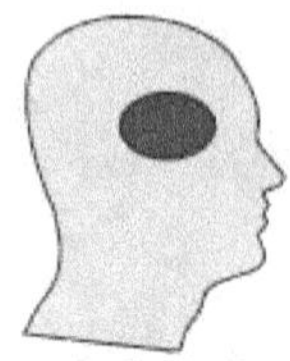

Kæbeled

DATO: _________________   **TID [ ]:** _________   _________

☐   ☐   ☐   ☐   ☐   ☐ |

Sværhedsgraden af smerte

1	2	3	4	5	6	7	8	9	10

Udløsere

☐ Sult   ☐ Søvnløshed

☐ Skarpt lys   ☐ Sygdom

☐ Kaffe   ☐ Træthed

☐ Stress på arbejdet   ☐ Lugte/Dufte

☐ Stress derhjemme   ☐ Bevægelse

☐ Sprang over måltider   ☐ Øjenbelastning

☐ Angst   ☐ _________________

Hjælpeforanstaltninger

Medicin	
Vand	
Sleepo	
Øvelse	
Andet	
Andet	

Noter: _______________________________

Migræne-logbog

Migræne-logbog

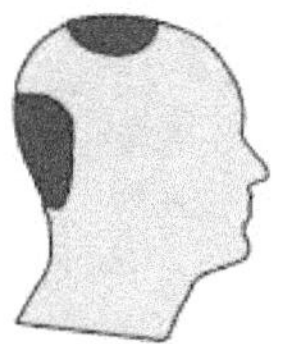 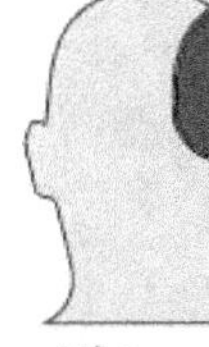 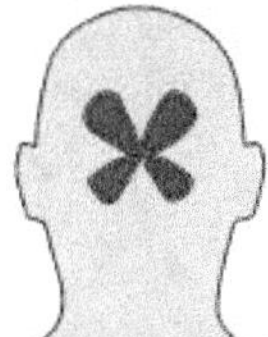 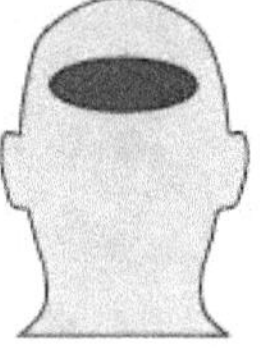 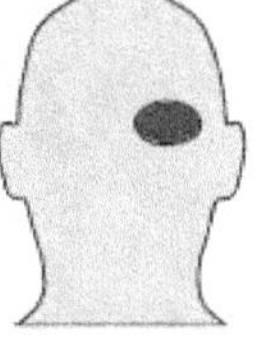 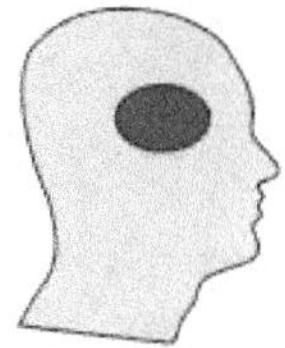

| Nakke | Migræne | Bihule | Spænding | Klynge | Kæbeled |

DATO: _______________ **TID [ ]:** _______________

Sværhedsgraden af smerte

1	2	3	4	5	6	7	8	9	10

Udløsere

- ☐ Sult
- ☐ Skarpt lys
- ☐ Kaffe
- ☐ Stress på arbejdet
- ☐ Stress derhjemme
- ☐ Sprang over måltider
- ☐ Angst

- ☐ Søvnløshed
- ☐ Sygdom
- ☐ Træthed
- ☐ Lugte/Dufte
- ☐ Bevægelse
- ☐ Øjenbelastning
- ☐ _______________

Hjælpeforanstaltninger

Medicin	
Vand	
Sleepo	
Øvelse	
Andet	
Andet	

Noter: _______________

Migræne-logbog

Migræne-logbog

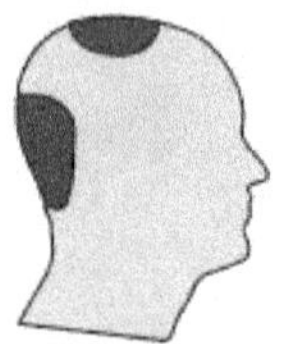
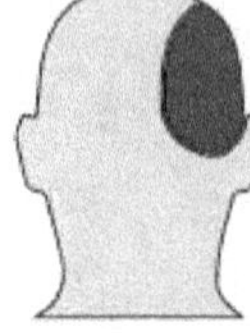
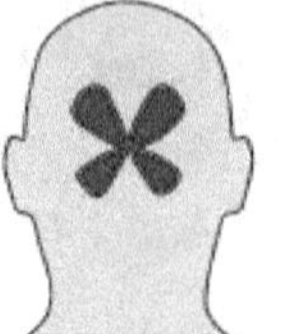
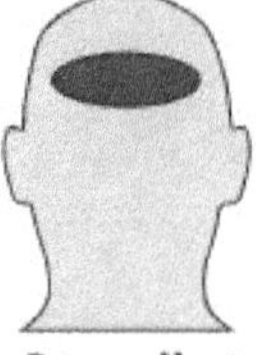
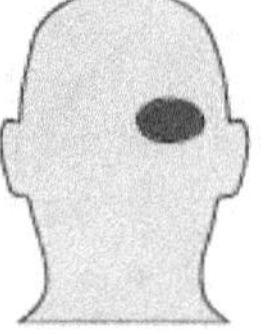
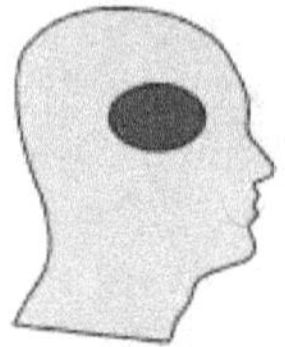

DATO: _______________   **TID [ ]:** _______________ _______________

☐   ☐   ☐   ☐   ☐   ☐   _______________

Sværhedsgraden af smerte

1	2	3	4	5	6	7	8	9	10

Udløsere

☐ Sult	☐ Søvnløshed
☐ Skarpt lys	☐ Sygdom
☐ Kaffe	☐ Træthed
☐ Stress på arbejdet	☐ Lugte/Dufte
☐ Stress derhjemme	☐ Bevægelse
☐ Sprang over måltider	☐ Øjenbelastning
☐ Angst	☐ _______________

Hjælpeforanstaltninger

Medicin	
Vand	
Sleepo	
Øvelse	
Andet	
Andet	

Noter: _______________

Migræne-logbog"

Migræne-logbog

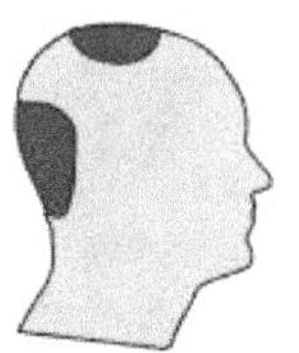 Nakke
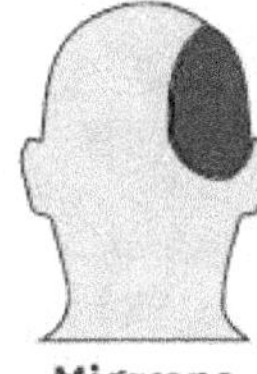 Migræne
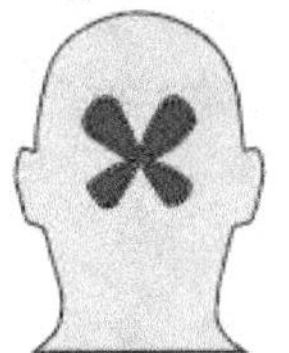 Bihule
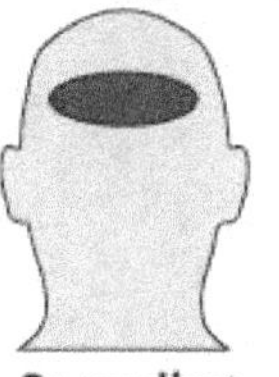 Spænding
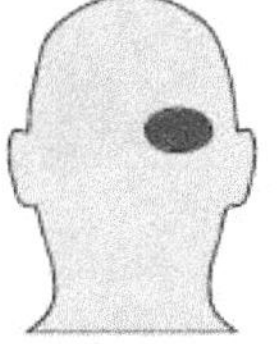 Klynge
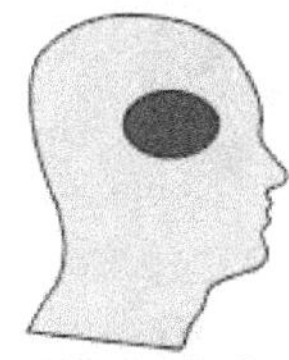 Kæbeled

DATO: _______________   **TID [ ]:** _______________

☐   ☐   ☐   ☐   ☐   ☐   🌡 _______

Sværhedsgraden af smerte

1	2	3	4	5	6	7	8	9	10

Udløsere

☐ Sult		☐ Søvnløshed
☐ Skarpt lys		☐ Sygdom
☐ Kaffe		☐ Træthed
☐ Stress på arbejdet		☐ Lugte/Dufte
☐ Stress derhjemme		☐ Bevægelse
☐ Sprang over måltider		☐ Øjenbelastning
☐ Angst		☐ ____________

Hjælpeforanstaltninger

Medicin	
Vand	
Sleepo	
Øvelse	
Andet	
Andet	

Noter: _______________

Migræne-logbog

Migræne-logbog

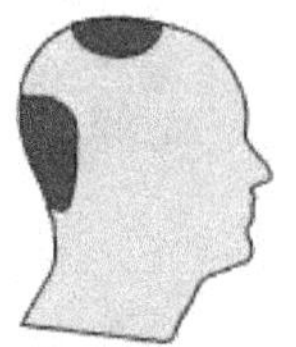 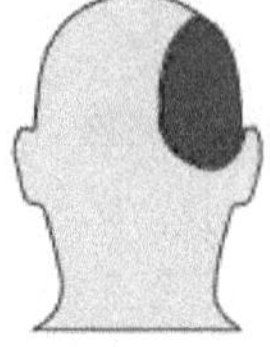 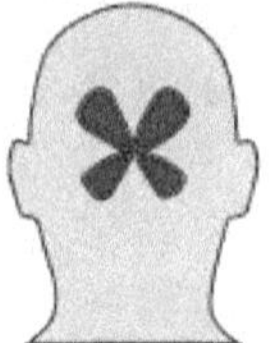 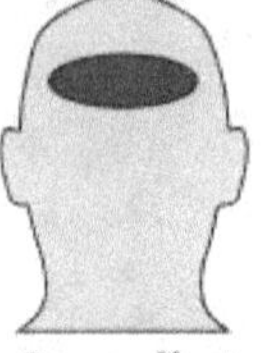 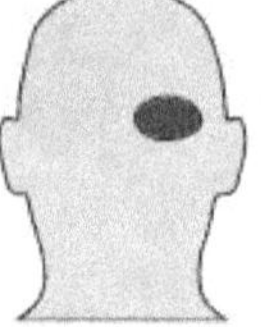 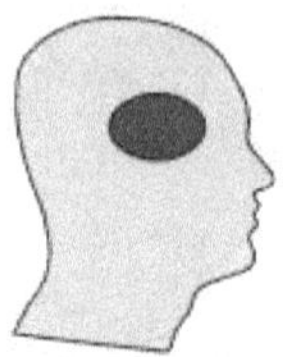

Nakke	Migræne	Bihule	Spænding	Klynge	Kæbeled

DATO: _______________   **TID [ ]:** _______________

☐ ☐ ☐ ☐ ☐ ☐   _______________

Sværhedsgraden af smerte

1	2	3	4	5	6	7	8	9	10

Udløsere

☐ Sult

☐ Skarpt lys

☐ Kaffe

☐ Stress på arbejdet

☐ Stress derhjemme

☐ Sprang over måltider

☐ Angst

☐ Søvnløshed

☐ Sygdom

☐ Træthed

☐ Lugte/Dufte

☐ Bevægelse

☐ Øjenbelastning

☐ _______________

Hjælpeforanstaltninger

Medicin	
Vand	
Sleepo	
Øvelse	
Andet	
Andet	

Noter: _______________

Migræne-logbog

Nakke	Migræne	Bihule	Spænding	Klynge	Kæbeled

DATO: _______________   **TID [ ]:** _______________

Sværhedsgraden af smerte

1	2	3	4	5	6	7	8	9	10

Udløsere

- ☐ Sult
- ☐ Skarpt lys
- ☐ Kaffe
- ☐ Stress på arbejdet
- ☐ Stress derhjemme
- ☐ Sprang over måltider
- ☐ Angst
- ☐ Søvnløshed
- ☐ Sygdom
- ☐ Træthed
- ☐ Lugte/Dufte
- ☐ Bevægelse
- ☐ Øjenbelastning
- ☐ _______________

Hjælpeforanstaltninger

Medicin	
Vand	
Sleepo	
Øvelse	
Andet	
Andet	

Noter: _______________

Migræne-logbog

Migræne-logbog

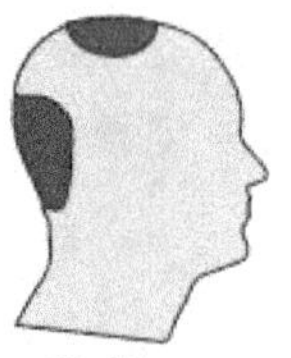 Nakke
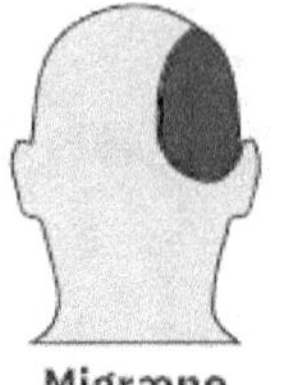 Migræne
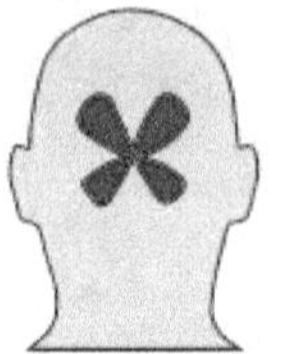 Bihule
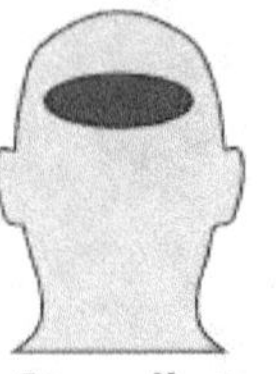 Spænding
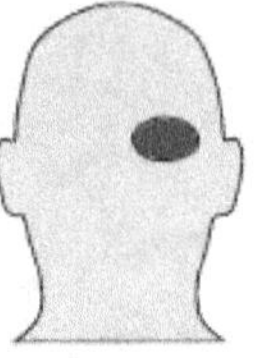 Klynge
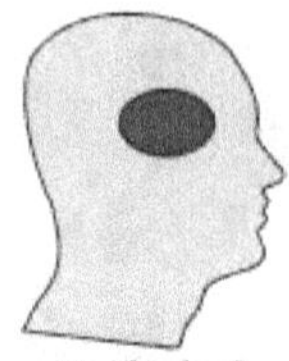 Kæbeled

DATO: _______________   **TID [ ]:** _______________

☐ ☐ ☐ ☐ ☐ ☐   _______

Sværhedsgraden af smerte

1	2	3	4	5	6	7	8	9	10

Udløsere

☐ Sult		☐ Søvnløshed	
☐ Skarpt lys		☐ Sygdom	
☐ Kaffe		☐ Træthed	
☐ Stress på arbejdet		☐ Lugte/Dufte	
☐ Stress derhjemme		☐ Bevægelse	
☐ Sprang over måltider		☐ Øjenbelastning	
☐ Angst		☐ _______	

Hjælpeforanstaltninger

Medicin	
Vand	
Sleepo	
Øvelse	
Andet	
Andet	

Noter: _______________

Migræne-logbog

Migræne-logbog

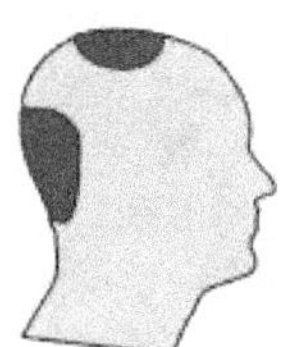

Nakke

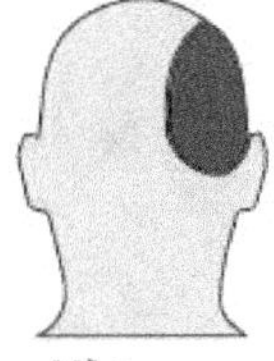

Migræne

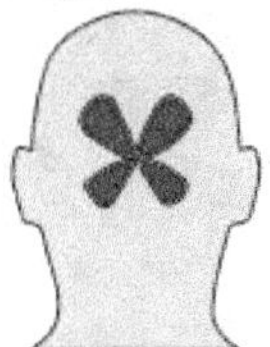

Bihule

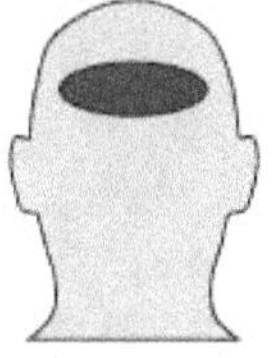

Spænding

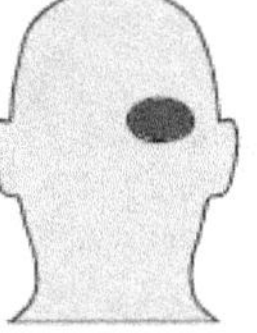

Klynge

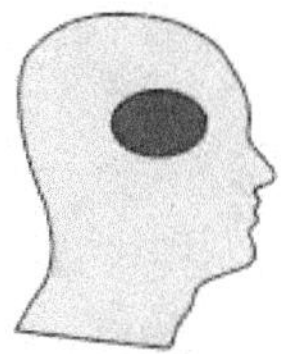

Kæbeled

DATO: ________________ **TID [ ]:** ________________

☐	☐	☐	☐	☐	☐	

Sværhedsgraden af smerte

1	2	3	4	5	6	7	8	9	10

Udløsere

☐ Sult	☐ Søvnløshed
☐ Skarpt lys	☐ Sygdom
☐ Kaffe	☐ Træthed
☐ Stress på arbejdet	☐ Lugte/Dufte
☐ Stress derhjemme	☐ Bevægelse
☐ Sprang over måltider	☐ Øjenbelastning
☐ Angst	☐ ________________

Hjælpeforanstaltninger

Medicin	
Vand	
Sleepo	
Øvelse	
Andet	
Andet	

Noter: ________________

Migræne-logbog

Migræne-logbog

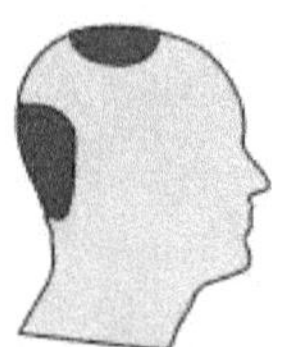
Nakke

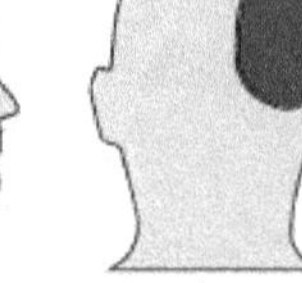
Migræne

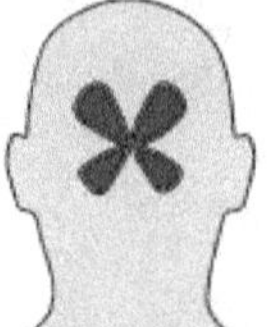
Bihule

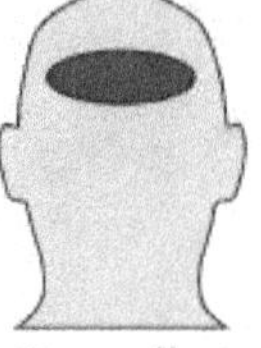
Spænding

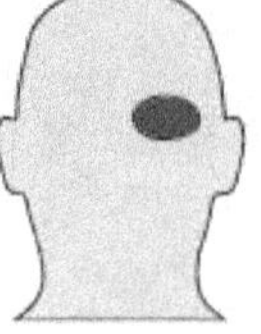
Klynge

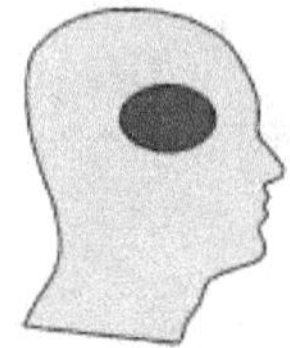
Kæbeled

DATO: _______________   **TID [ ]:** _______________

☐   ☐   ☐   ☐   ☐   ☐   🌡 _______

Sværhedsgraden af smerte

1	2	3	4	5	6	7	8	9	10

Udløsere

☐ Sult   ☐ Søvnløshed

☐ Skarpt lys   ☐ Sygdom

☐ Kaffe   ☐ Træthed

☐ Stress på arbejdet   ☐ Lugte/Dufte

☐ Stress derhjemme   ☐ Bevægelse

☐ Sprang over måltider   ☐ Øjenbelastning

☐ Angst   ☐ _______________

Hjælpeforanstaltninger

Medicin	
Vand	
Sleepo	
Øvelse	
Andet	
Andet	

Noter: _______________

Migræne-logbog

Migræne-logbog

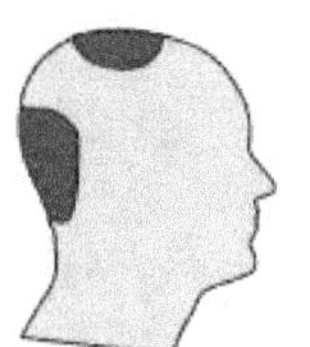

Nakke

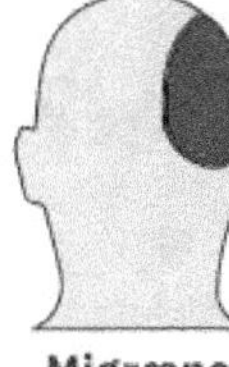

Migræne

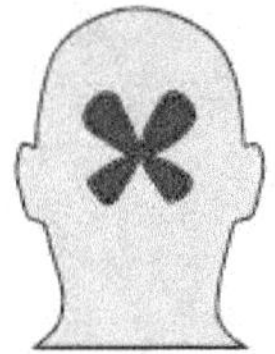

Bihule

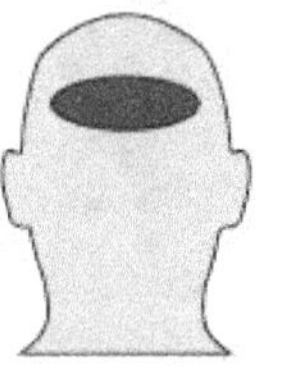

Spænding

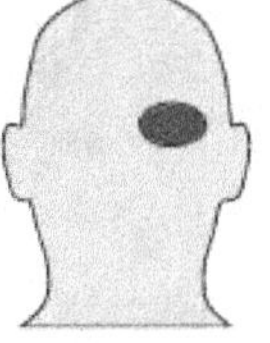

Klynge

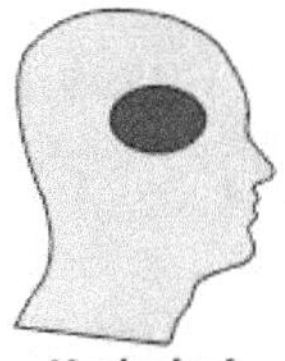

Kæbeled

DATO: ______________________ **TID [ ]:** ______________________

☐   ☐   ☐   ☐   ☐   ☐   ______________

Sværhedsgraden af smerte

1	2	3	4	5	6	7	8	9	10

Udløsere

☐ Sult	☐ Søvnløshed
☐ Skarpt lys	☐ Sygdom
☐ Kaffe	☐ Træthed
☐ Stress på arbejdet	☐ Lugte/Dufte
☐ Stress derhjemme	☐ Bevægelse
☐ Sprang over måltider	☐ Øjenbelastning
☐ Angst	☐ ______________

Hjælpeforanstaltninger

Medicin	
Vand	
Sleepo	
Øvelse	
Andet	
Andet	

Noter: ______________________________________

Migræne-logbog

Migræne-logbog

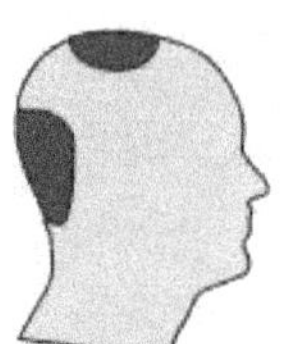

Nakke

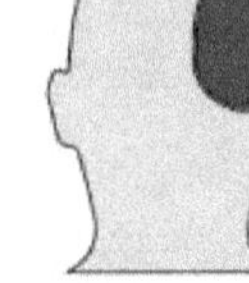

Migræne

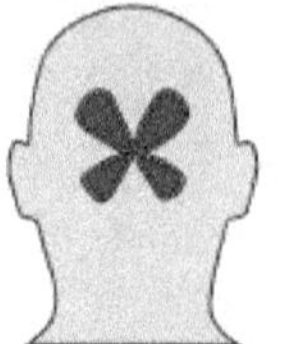

Bihule

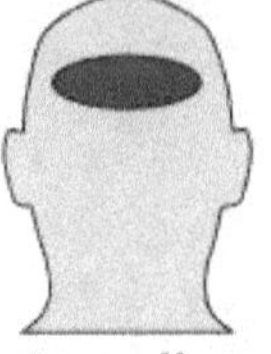

Spænding

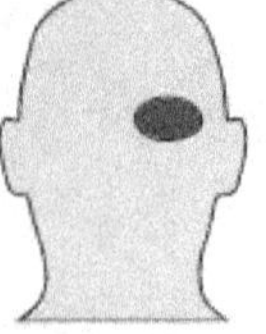

Klynge

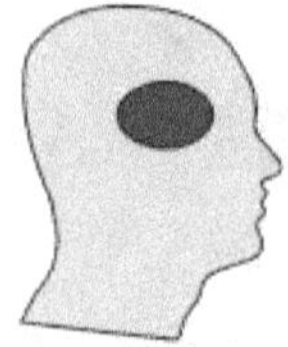

Kæbeled

DATO: ______________________   **TID [ ]:** ______________________

☐   ☐   ☐   ☐   ☐   ☐

Sværhedsgraden af smerte

1	2	3	4	5	6	7	8	9	10

Udløsere

☐ Sult

☐ Skarpt lys

☐ Kaffe

☐ Stress på arbejdet

☐ Stress derhjemme

☐ Sprang over måltider

☐ Angst

☐ Søvnløshed

☐ Sygdom

☐ Træthed

☐ Lugte/Dufte

☐ Bevægelse

☐ Øjenbelastning

☐ ______________________

Hjælpeforanstaltninger

Medicin	
Vand	
Sleepo	
Øvelse	
Andet	
Andet	

Noter: ______________________

Migræne-logbog

Migræne-logbog

| Nakke | Migræne | Bihule | Spænding | Klynge | Kæbeled |

DATO: _______________   **TID [ ]:** _______________

Sværhedsgraden af smerte

1	2	3	4	5	6	7	8	9	10

Udløsere

- ☐ Sult
- ☐ Skarpt lys
- ☐ Kaffe
- ☐ Stress på arbejdet
- ☐ Stress derhjemme
- ☐ Sprang over måltider
- ☐ Angst
- ☐ Søvnløshed
- ☐ Sygdom
- ☐ Træthed
- ☐ Lugte/Dufte
- ☐ Bevægelse
- ☐ Øjenbelastning
- ☐ _______________

Hjælpeforanstaltninger

Medicin	
Vand	
Sleepo	
Øvelse	
Andet	
Andet	

Noter: _______________

Migræne-logbog

Migræne-logbog

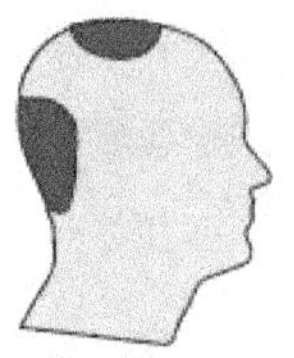 Nakke
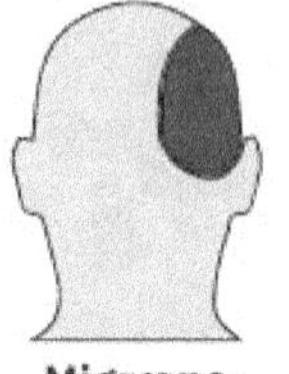 Migræne
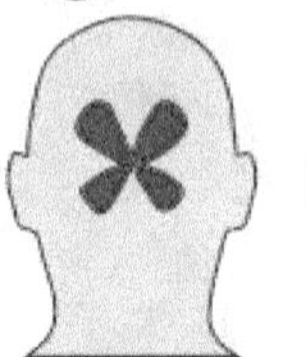 Bihule
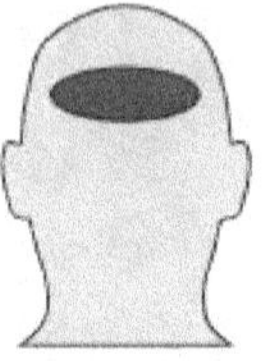 Spænding
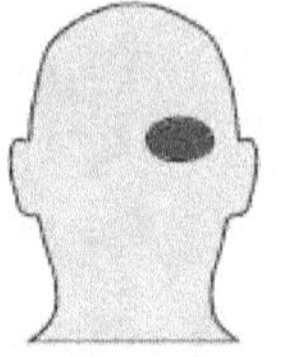 Klynge
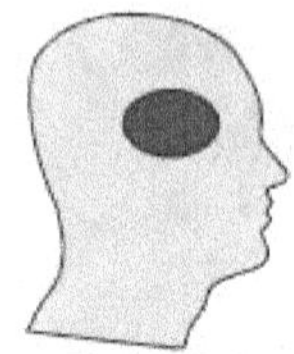 Kæbeled

DATO: __________________ TID [ ]: __________________

Sværhedsgraden af smerte

1	2	3	4	5	6	7	8	9	10

Udløsere

- ☐ Sult
- ☐ Skarpt lys
- ☐ Kaffe
- ☐ Stress på arbejdet
- ☐ Stress derhjemme
- ☐ Sprang over måltider
- ☐ Angst
- ☐ Søvnløshed
- ☐ Sygdom
- ☐ Træthed
- ☐ Lugte/Dufte
- ☐ Bevægelse
- ☐ Øjenbelastning
- ☐ __________

Hjælpeforanstaltninger

Medicin	
Vand	
Sleepo	
Øvelse	
Andet	
Andet	

Noter: __________________

Migræne-logbog

Migræne-logbog

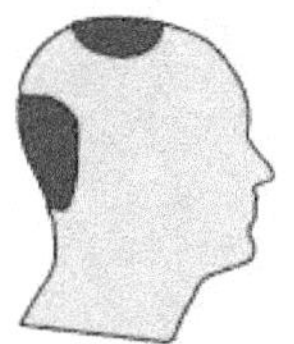 Nakke   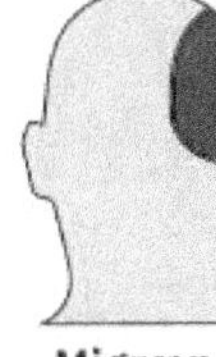 Migræne   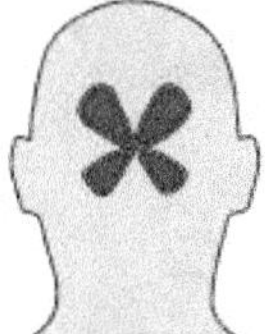 Bihule   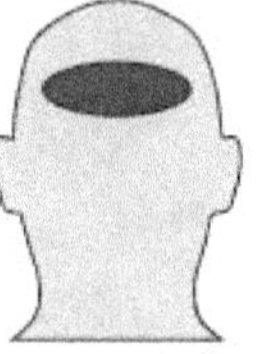 Spænding   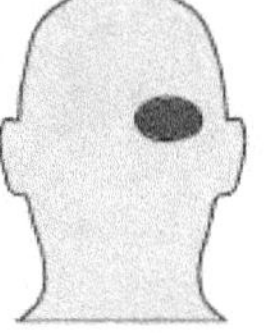 Klynge   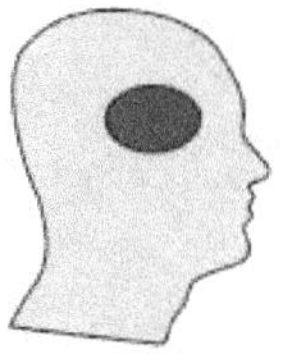 Kæbeled

DATO: _______________   **TID [ ]:** _______________

☐   ☐   ☐   ☐   ☐   ☐   🌡 _______

Sværhedsgraden af smerte

1	2	3	4	5	6	7	8	9	10

Udløsere

☐ Sult		☐ Søvnløshed	
☐ Skarpt lys		☐ Sygdom	
☐ Kaffe		☐ Træthed	
☐ Stress på arbejdet		☐ Lugte/Dufte	
☐ Stress derhjemme		☐ Bevægelse	
☐ Sprang over måltider		☐ Øjenbelastning	
☐ Angst		☐ _______________	

Hjælpeforanstaltninger

Medicin	
Vand	
Sleepo	
Øvelse	
Andet	
Andet	

Noter: _______________

Migræne-logbog

Migræne-logbog

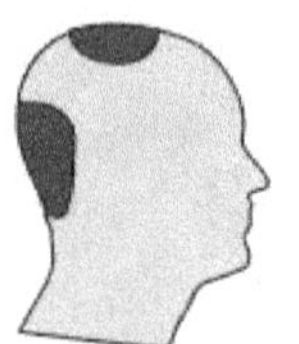

Nakke

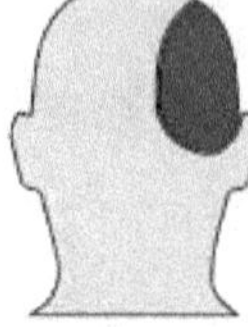

Migræne

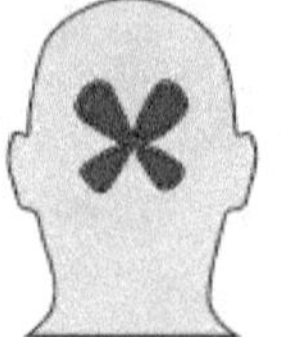

Bihule

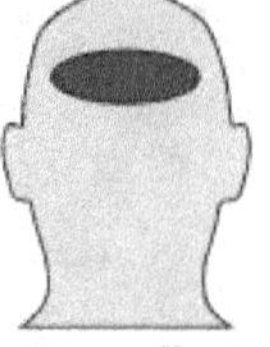

Spænding

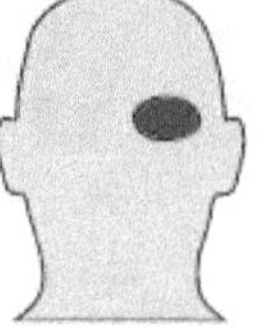

Klynge

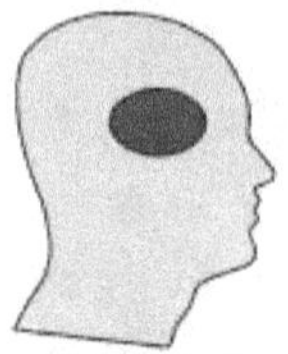

Kæbeled

DATO: _______________   **TID [ ]:** _______________

☐ ☐ ☐ ☐ ☐ ☐   🌡 _______

Sværhedsgraden af smerte

1	2	3	4	5	6	7	8	9	10

Udløsere

☐ Sult	☐ Søvnløshed
☐ Skarpt lys	☐ Sygdom
☐ Kaffe	☐ Træthed
☐ Stress på arbejdet	☐ Lugte/Dufte
☐ Stress derhjemme	☐ Bevægelse
☐ Sprang over måltider	☐ Øjenbelastning
☐ Angst	☐ _______________

Hjælpeforanstaltninger

Medicin	
Vand	
Sleepo	
Øvelse	
Andet	
Andet	

Noter: _______________________________

Migræne-logbog

Migræne-logbog

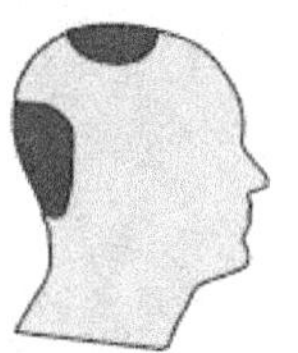 **Nakke**
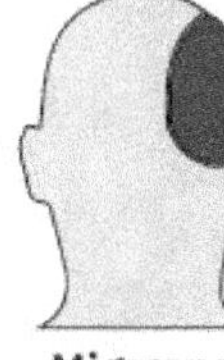 **Migræne**
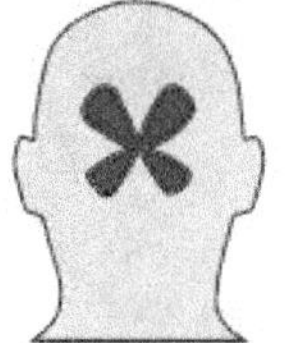 **Bihule**
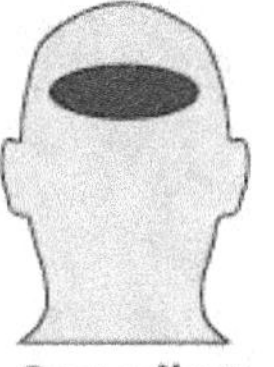 **Spænding**
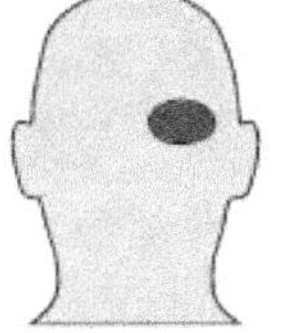 **Klynge**
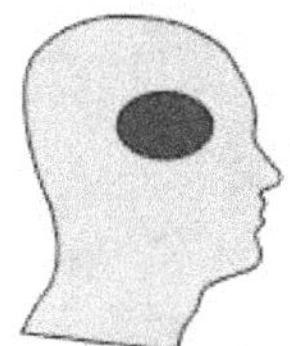 **Kæbeled**

DATO: _______________   **TID [ ]:** _______________

☐   ☐   ☐   ☐   ☐   ☐   🌡 _________

Sværhedsgraden af smerte

1	2	3	4	5	6	7	8	9	10

Udløsere

☐ Sult   ☐ Søvnløshed

☐ Skarpt lys   ☐ Sygdom

☐ Kaffe   ☐ Træthed

☐ Stress på arbejdet   ☐ Lugte/Dufte

☐ Stress derhjemme   ☐ Bevægelse

☐ Sprang over måltider   ☐ Øjenbelastning

☐ Angst   ☐ _______________

Hjælpeforanstaltninger

Medicin	
Vand	
Sleepo	
Øvelse	
Andet	
Andet	

Noter: _______________

Migræne-logbog

Migræne-logbog

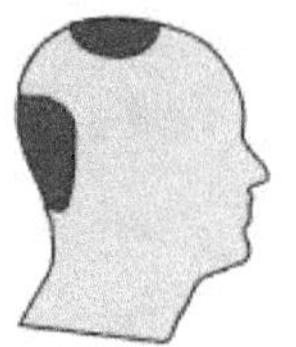
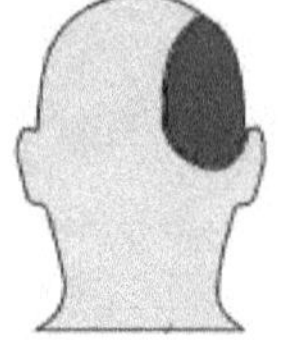
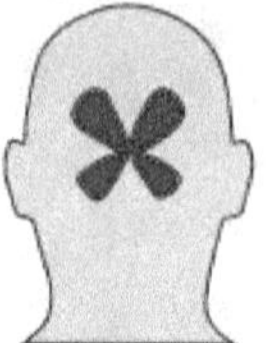
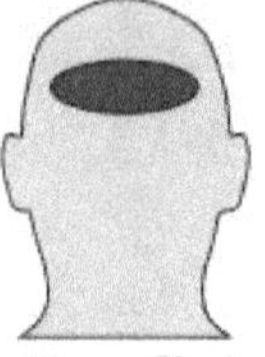
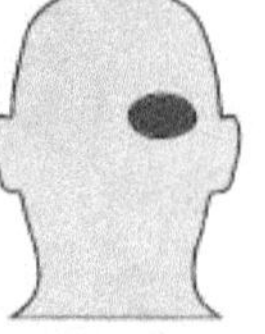
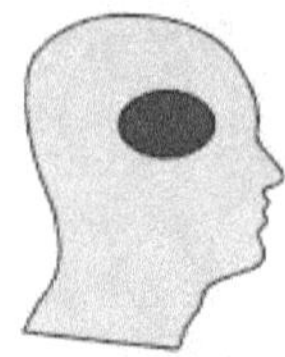

Nakke	Migræne	Bihule	Spænding	Klynge	Kæbeled

DATO: _____________ **TID [ ]:** _____________

☐ ☐ ☐ ☐ ☐ ☐

Sværhedsgraden af smerte

1	2	3	4	5	6	7	8	9	10

Udløsere

☐ Sult	☐ Søvnløshed
☐ Skarpt lys	☐ Sygdom
☐ Kaffe	☐ Træthed
☐ Stress på arbejdet	☐ Lugte/Dufte
☐ Stress derhjemme	☐ Bevægelse
☐ Sprang over måltider	☐ Øjenbelastning
☐ Angst	☐ _____________

Hjælpeforanstaltninger

Medicin	
Vand	
Sleepo	
Øvelse	
Andet	
Andet	

Noter: _______________________________________

Migræne-logbog"

Migræne-logbog

Nakke	Migræne	Bihule	Spænding	Klynge	Kæbeled

DATO: _______________ **TID [ ]:** _______________

☐ ☐ ☐ ☐ ☐ ☐ 🌡 _______

Sværhedsgraden af smerte

1	2	3	4	5	6	7	8	9	10

Udløsere

☐ Sult   ☐ Søvnløshed

☐ Skarpt lys   ☐ Sygdom

☐ Kaffe   ☐ Træthed

☐ Stress på arbejdet   ☐ Lugte/Dufte

☐ Stress derhjemme   ☐ Bevægelse

☐ Sprang over måltider   ☐ Øjenbelastning

☐ Angst   ☐ ______________

Hjælpeforanstaltninger

Medicin	
Vand	
Sleepo	
Øvelse	
Andet	
Andet	

Noter: _______________________________

Migræne-logbog

Migræne-logbog

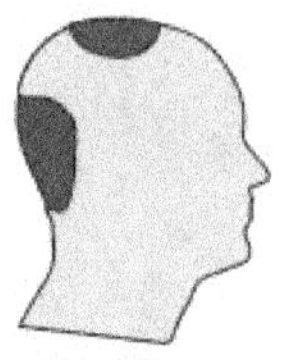

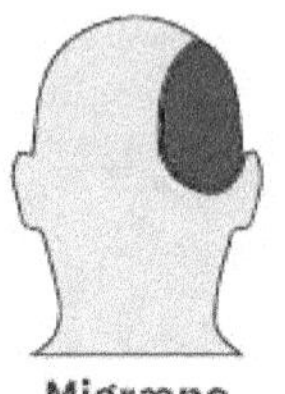

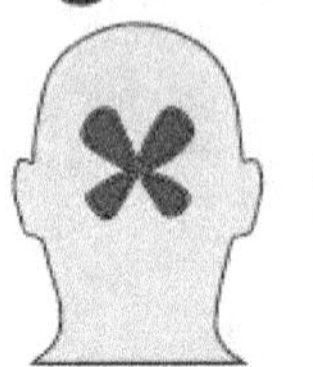

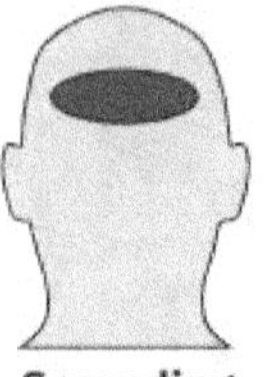

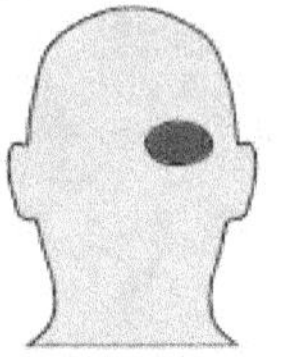

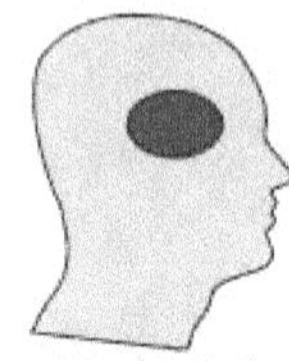

DATO: ______________________   **TID [ ]:** ______________________

☐   ☐   ☐   ☐   ☐   ☐

Sværhedsgraden af smerte

1	2	3	4	5	6	7	8	9	10

Udløsere

☐ Sult	☐ Søvnløshed
☐ Skarpt lys	☐ Sygdom
☐ Kaffe	☐ Træthed
☐ Stress på arbejdet	☐ Lugte/Dufte
☐ Stress derhjemme	☐ Bevægelse
☐ Sprang over måltider	☐ Øjenbelastning
☐ Angst	☐ ______________

Hjælpeforanstaltninger

Medicin	
Vand	
Sleepo	
Øvelse	
Andet	
Andet	

Noter: ______________________

Migræne-logbog

Migræne-logbog

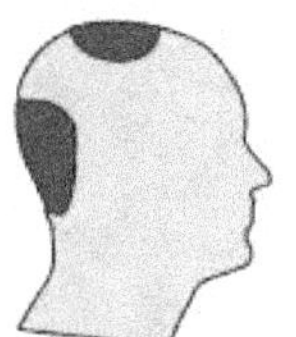
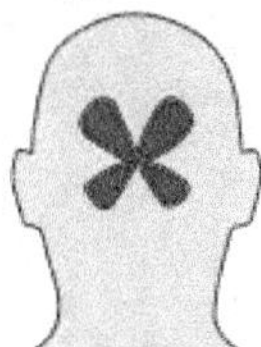
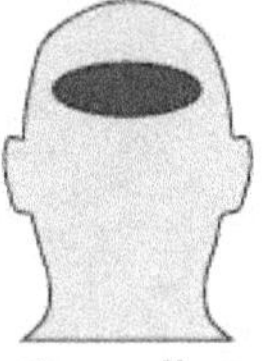
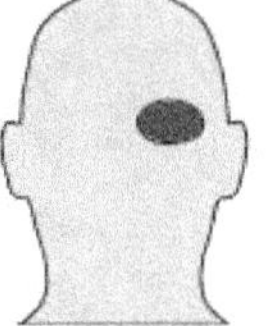
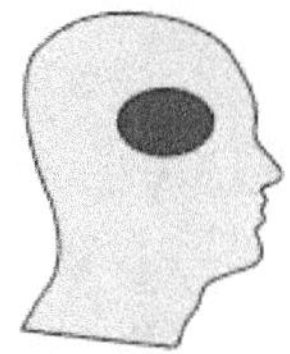

| Nakke | Migræne | Bihule | Spænding | Klynge | Kæbeled |

DATO: _______________________   **TID [ ]:** _______________________

☐ ☐ ☐ ☐ ☐ ☐ 🌡 _______________

Sværhedsgraden af smerte

1	2	3	4	5	6	7	8	9	10

Udløsere

☐ Sult ☐ Søvnløshed

☐ Skarpt lys ☐ Sygdom

☐ Kaffe ☐ Træthed

☐ Stress på arbejdet ☐ Lugte/Dufte

☐ Stress derhjemme ☐ Bevægelse

☐ Sprang over måltider ☐ Øjenbelastning

☐ Angst ☐ _______________

Hjælpeforanstaltninger

Medicin	
Vand	
Sleepo	
Øvelse	
Andet	
Andet	

Noter: _______________

Migræne-logbog

Migræne-logbog

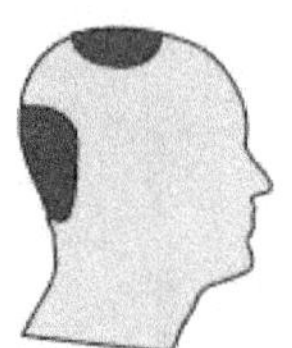
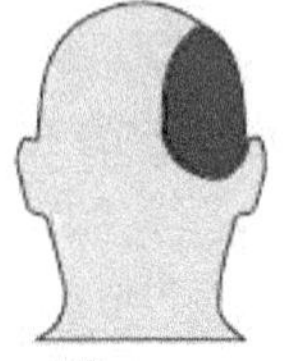
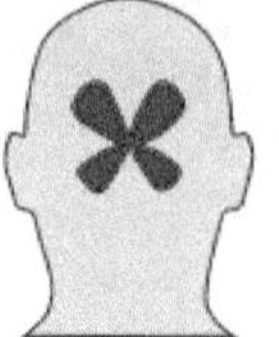
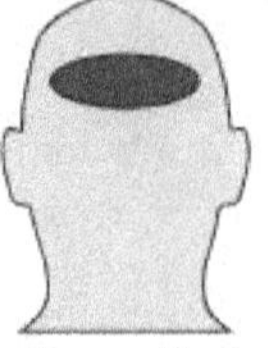
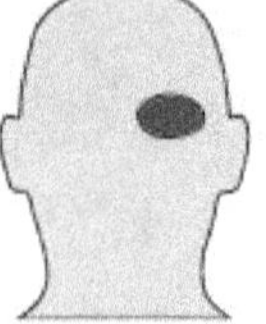
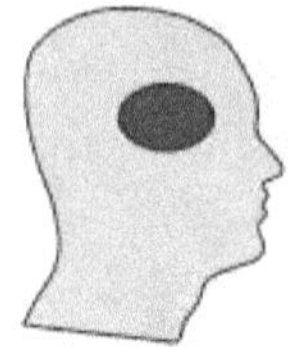

Nakke	Migræne	Bihule	Spænding	Klynge	Kæbeled

DATO: _______________ **TID [ ]:** _______________ _______________

☐ ☐ ☐ ☐ ☐ ☐

Sværhedsgraden af smerte

1	2	3	4	5	6	7	8	9	10

Udløsere

☐ Sult ☐ Søvnløshed

☐ Skarpt lys ☐ Sygdom

☐ Kaffe ☐ Træthed

☐ Stress på arbejdet ☐ Lugte/Dufte

☐ Stress derhjemme ☐ Bevægelse

☐ Sprang over måltider ☐ Øjenbelastning

☐ Angst ☐ _______________

Hjælpeforanstaltninger

Medicin	
Vand	
Sleepo	
Øvelse	
Andet	
Andet	

Noter: _______________

Mig; Migræne-logbog

Migræne-logbog

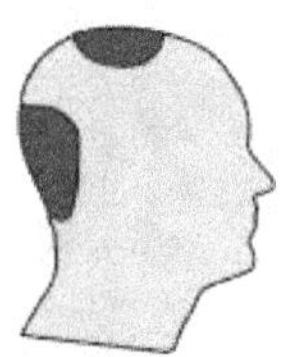 Nakke

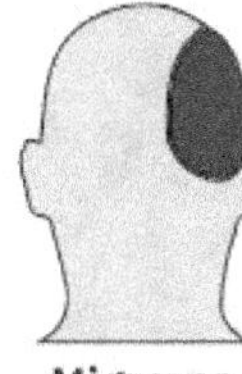 Migræne

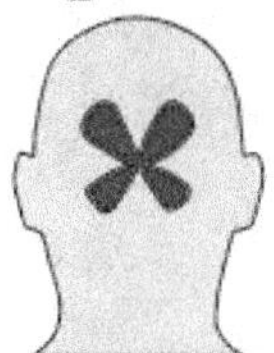 Bihule

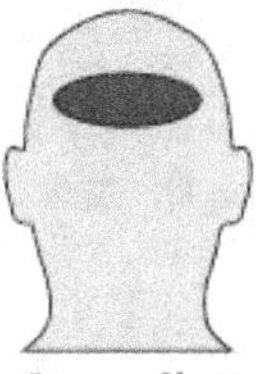 Spænding

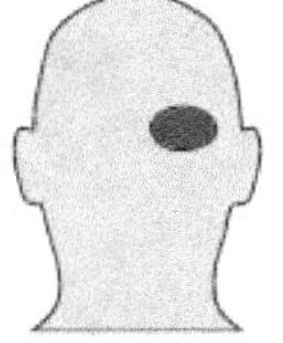 Klynge

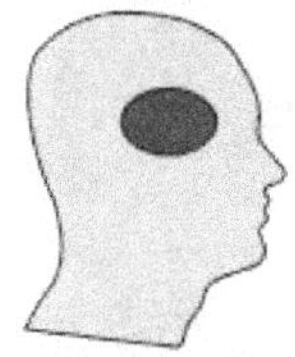 Kæbeled

DATO: ___________________   **TID [ ]:** ___________ ___________

☐   ☐   ☐   ☐   ☐   ☐   ___________

Sværhedsgraden af smerte

1	2	3	4	5	6	7	8	9	10

Udløsere

☐ Sult	☐ Søvnløshed
☐ Skarpt lys	☐ Sygdom
☐ Kaffe	☐ Træthed
☐ Stress på arbejdet	☐ Lugte/Dufte
☐ Stress derhjemme	☐ Bevægelse
☐ Sprang over måltider	☐ Øjenbelastning
☐ Angst	☐ ___________

Hjælpeforanstaltninger

Medicin	
Vand	
Sleepo	
Øvelse	
Andet	
Andet	

Noter: ___________________________________

Migræne-logbog

Migræne-logbog

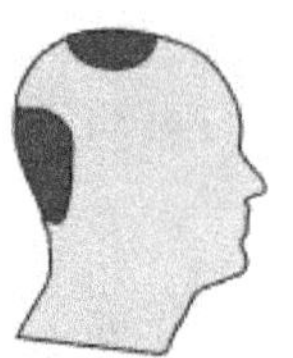

Nakke

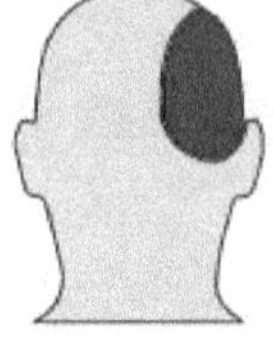

Migræne

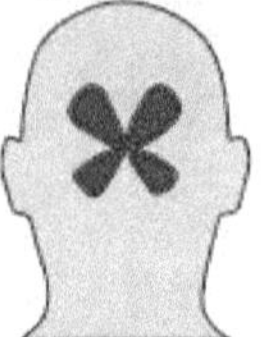

Bihule

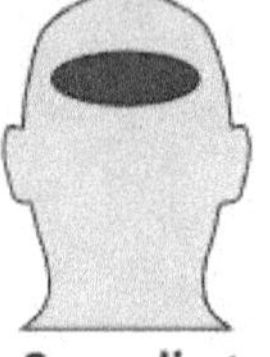

Spænding

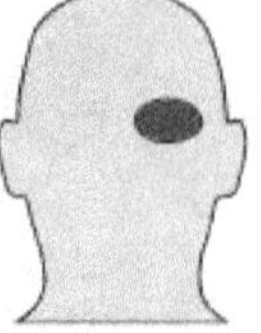

Klynge

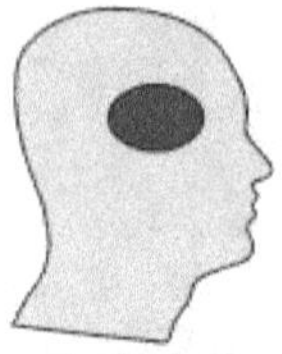

Kæbeled

DATO: _______________   **TID [ ]:** _______________

☀ ☐   ☁ ☐   ⛅ ☐   🌧 ☐   🌧 ☐   🌨 ☐   🌡 _______________

Sværhedsgraden af smerte

1	2	3	4	5	6	7	8	9	10

Udløsere

☐ Sult		☐ Søvnløshed	
☐ Skarpt lys		☐ Sygdom	
☐ Kaffe		☐ Træthed	
☐ Stress på arbejdet		☐ Lugte/Dufte	
☐ Stress derhjemme		☐ Bevægelse	
☐ Sprang over måltider		☐ Øjenbelastning	
☐ Angst		☐ _______________	

Hjælpeforanstaltninger

Medicin	
Vand	
Sleepo	
Øvelse	
Andet	
Andet	

Noter: _______________

Migræne-logbog

Migræne-logbog

Nakke Migræne Bihule Spænding Klynge Kæbeled

DATO: ______________________ **TID [ ]:** ______________________

Sværhedsgraden af smerte

1	2	3	4	5	6	7	8	9	10

Udløsere

- ☐ Sult
- ☐ Skarpt lys
- ☐ Kaffe
- ☐ Stress på arbejdet
- ☐ Stress derhjemme
- ☐ Sprang over måltider
- ☐ Angst

- ☐ Søvnløshed
- ☐ Sygdom
- ☐ Træthed
- ☐ Lugte/Dufte
- ☐ Bevægelse
- ☐ Øjenbelastning
- ☐ ______________________

Hjælpeforanstaltninger

Medicin	
Vand	
Sleepo	
Øvelse	
Andet	
Andet	

Noter: ______________________

Migræne-logbog

Migræne-logbog

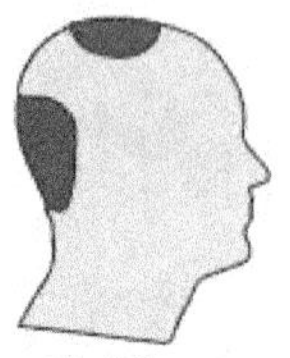
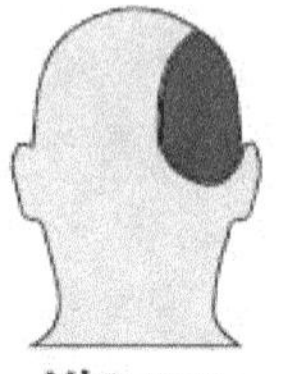
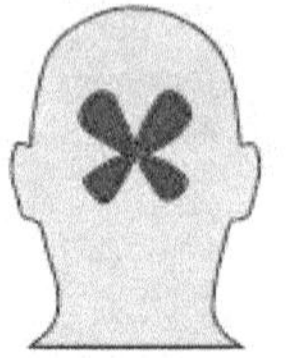
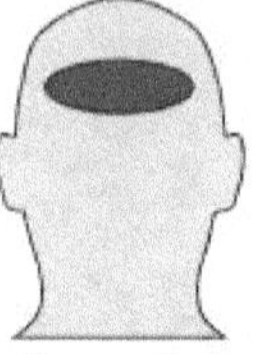
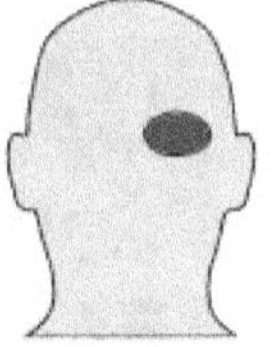
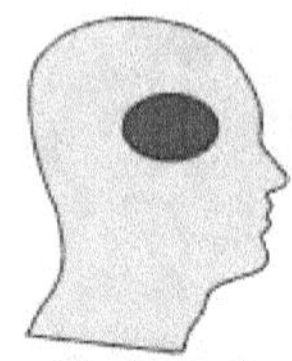

DATO: ______________________   TID [ ]: __________ __________

☐   ☐   ☐   ☐   ☐   ☐   __________

Sværhedsgraden af smerte

1	2	3	4	5	6	7	8	9	10

Udløsere

☐ Sult   ☐ Søvnløshed

☐ Skarpt lys   ☐ Sygdom

☐ Kaffe   ☐ Træthed

☐ Stress på arbejdet   ☐ Lugte/Dufte

☐ Stress derhjemme   ☐ Bevægelse

☐ Sprang over måltider   ☐ Øjenbelastning

☐ Angst   ☐ __________

Hjælpeforanstaltninger

Medicin	
Vand	
Sleepo	
Øvelse	
Andet	
Andet	

Noter: ____

Migræne-logbog

Migræne-logbog

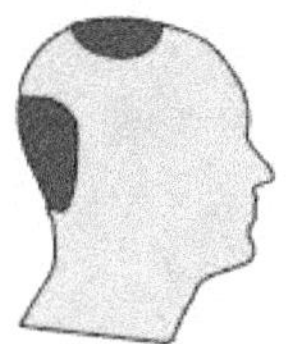 Nakke

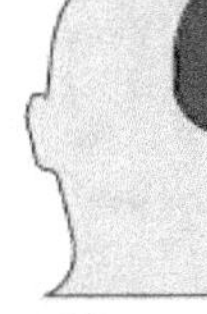 Migræne

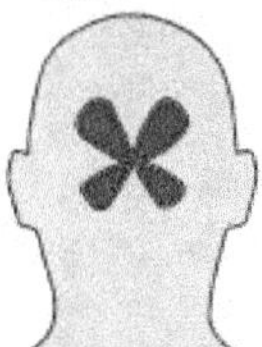 Bihule

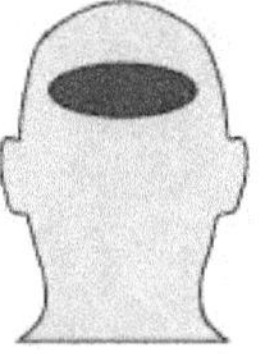 Spænding

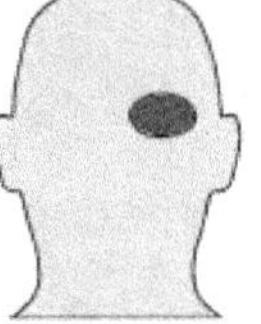 Klynge

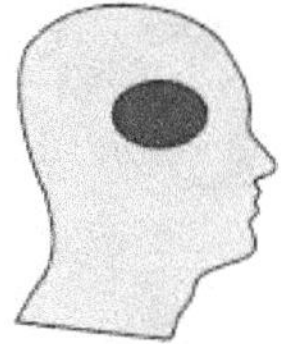 Kæbeled

DATO: _______________   **TID [ ]:** _______________

☐ ☐ ☐ ☐ ☐ ☐   _______________

Sværhedsgraden af smerte

1	2	3	4	5	6	7	8	9	10

Udløsere

☐ Sult	☐ Søvnløshed
☐ Skarpt lys	☐ Sygdom
☐ Kaffe	☐ Træthed
☐ Stress på arbejdet	☐ Lugte/Dufte
☐ Stress derhjemme	☐ Bevægelse
☐ Sprang over måltider	☐ Øjenbelastning
☐ Angst	☐ _____________

Hjælpeforanstaltninger

Medicin	
Vand	
Sleepo	
Øvelse	
Andet	
Andet	

Noter: _______________

Migræne-logbog

Migræne-logbog

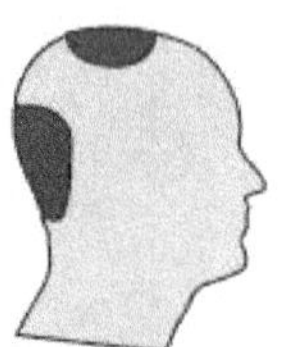
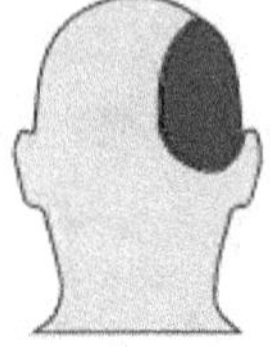
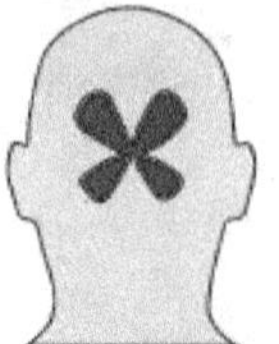
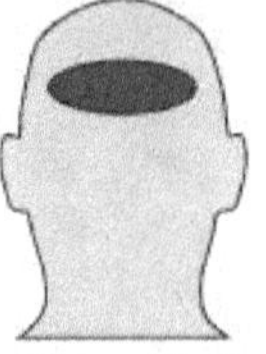
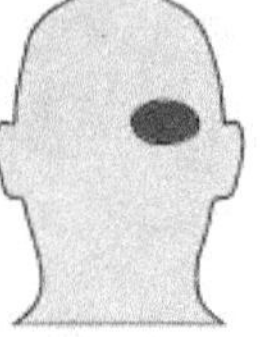
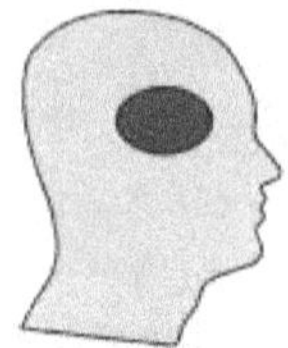

| Nakke | Migræne | Bihule | Spænding | Klynge | Kæbeled |

DATO: _______________   **TID [ ]:** _______________

☐ ☐ ☐ ☐ ☐ ☐ 🌡 _______

Sværhedsgraden af smerte

1	2	3	4	5	6	7	8	9	10

Udløsere

☐ Sult	☐ Søvnløshed
☐ Skarpt lys	☐ Sygdom
☐ Kaffe	☐ Træthed
☐ Stress på arbejdet	☐ Lugte/Dufte
☐ Stress derhjemme	☐ Bevægelse
☐ Sprang over måltider	☐ Øjenbelastning
☐ Angst	☐ _______________

Hjælpeforanstaltninger

Medicin	
Vand	
Sleepo	
Øvelse	
Andet	
Andet	

Noter: _______________

Migræne-logbog

Migræne-logbog

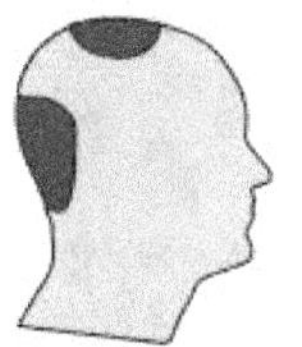 Nakke

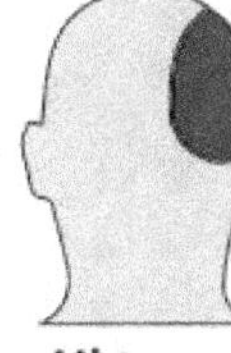 Migræne

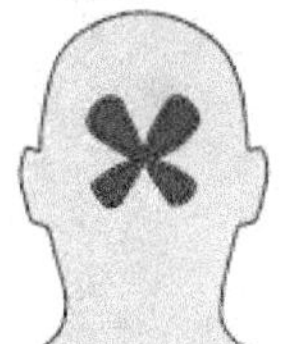 Bihule

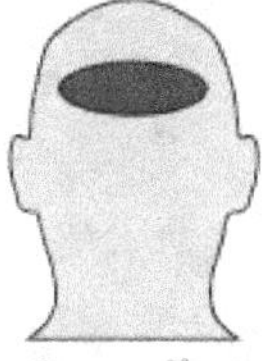 Spænding

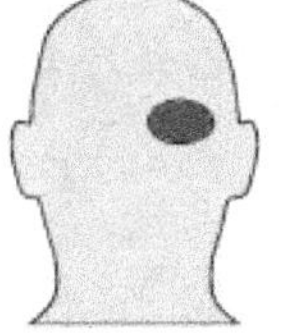 Klynge

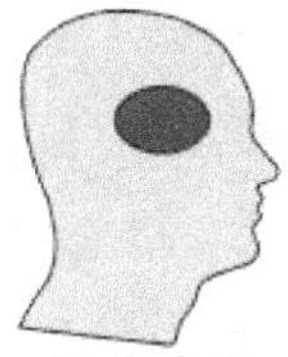 Kæbeled

DATO: _______________ **TID [ ]:** _______________

| ☐ | ☐ | ☐ | ☐ | ☐ | ☐ | 🌡 _______ |

Sværhedsgraden af smerte

1	2	3	4	5	6	7	8	9	10

Udløsere

☐ Sult	☐ Søvnløshed
☐ Skarpt lys	☐ Sygdom
☐ Kaffe	☐ Træthed
☐ Stress på arbejdet	☐ Lugte/Dufte
☐ Stress derhjemme	☐ Bevægelse
☐ Sprang over måltider	☐ Øjenbelastning
☐ Angst	☐ _______________

Hjælpeforanstaltninger

Medicin	
Vand	
Sleepo	
Øvelse	
Andet	
Andet	

Noter: _______________

Migræne-logbog

Migræne-logbog

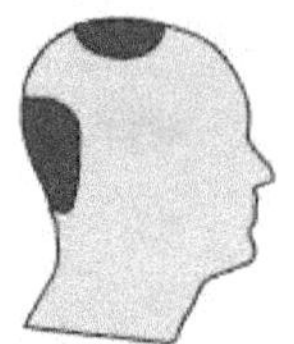
Nakke

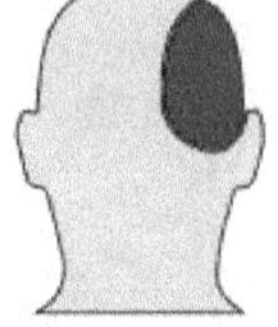
Migræne

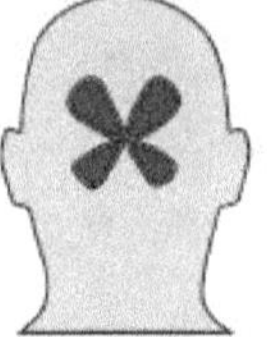
Bihule

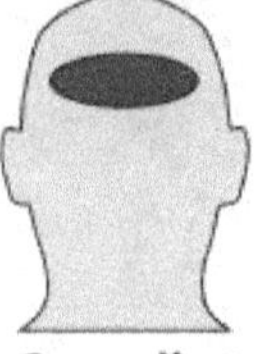
Spænding

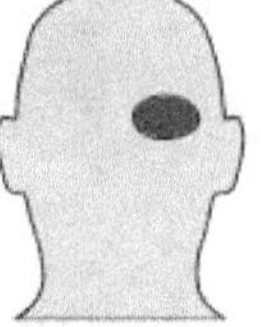
Klynge

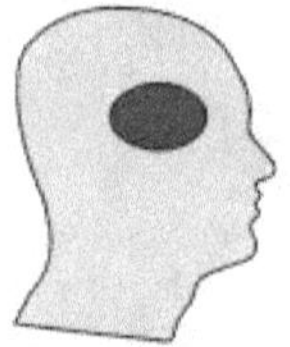
Kæbeled

DATO: _______________   **TID [ ]:** _______________

☀ ☐   ☁ ☐   ⛅ ☐   🌦 ☐   🌧 ☐   🌨 ☐   🌡 _______________

Sværhedsgraden af smerte

1	2	3	4	5	6	7	8	9	10

Udløsere

☐ Sult	☐ Søvnløshed
☐ Skarpt lys	☐ Sygdom
☐ Kaffe	☐ Træthed
☐ Stress på arbejdet	☐ Lugte/Dufte
☐ Stress derhjemme	☐ Bevægelse
☐ Sprang over måltider	☐ Øjenbelastning
☐ Angst	☐ _______________

Hjælpeforanstaltninger

Medicin	
Vand	
Sleepo	
Øvelse	
Andet	
Andet	

Noter: _______________

Migræne-logbog

Migræne-logbog

Nakke	Migræne	Bihule	Spænding	Klynge	Kæbeled

DATO: _______________   **TID [ ]:** _______ _______

☐ ☐ ☐ ☐ ☐ ☐

Sværhedsgraden af smerte

1	2	3	4	5	6	7	8	9	10

Udløsere

☐ Sult

☐ Skarpt lys

☐ Kaffe

☐ Stress på arbejdet

☐ Stress derhjemme

☐ Sprang over måltider

☐ Angst

☐ Søvnløshed

☐ Sygdom

☐ Træthed

☐ Lugte/Dufte

☐ Bevægelse

☐ Øjenbelastning

☐ _______________

Hjælpeforanstaltninger

Medicin	
Vand	
Sleepo	
Øvelse	
Andet	
Andet	

Noter: _______________

Migræne-logbog

Migræne-logbog

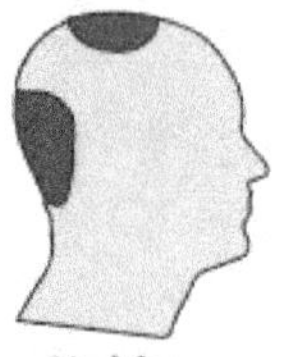 **Nakke**
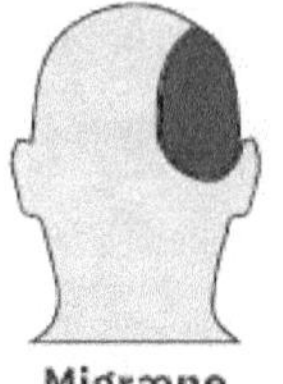 **Migræne**
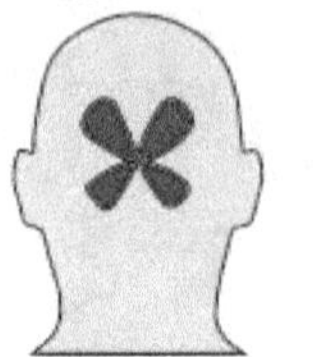 **Bihule**
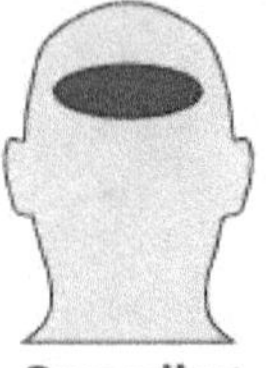 **Spænding**
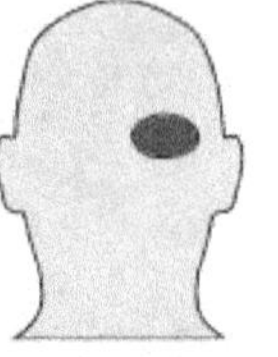 **Klynge**
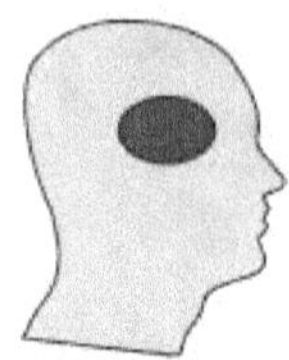 **Kæbeled**

DATO: _______________________   **TID [ ]:** _______________________

☐   ☐   ☐   ☐   ☐   ☐

Sværhedsgraden af smerte

1	2	3	4	5	6	7	8	9	10

Udløsere

☐ Sult
☐ Skarpt lys
☐ Kaffe
☐ Stress på arbejdet
☐ Stress derhjemme
☐ Sprang over måltider
☐ Angst

☐ Søvnløshed
☐ Sygdom
☐ Træthed
☐ Lugte/Dufte
☐ Bevægelse
☐ Øjenbelastning
☐ _______________

Hjælpeforanstaltninger

Medicin	
Vand	
Sleepo	
Øvelse	
Andet	
Andet	

Noter: _______________________

Migræne-logbog

Migræne-logbog

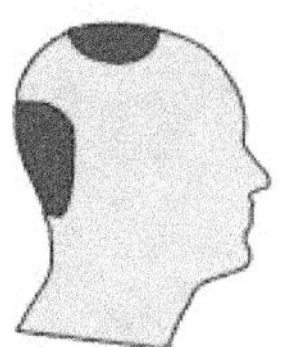 Nakke
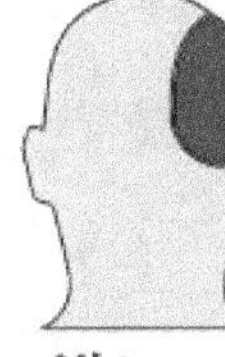 Migræne
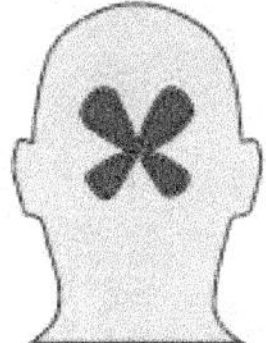 Bihule
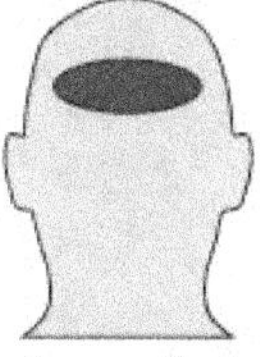 Spænding
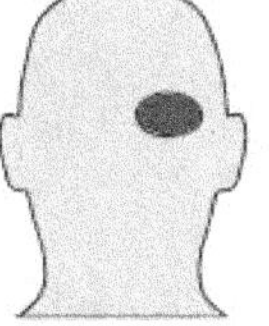 Klynge
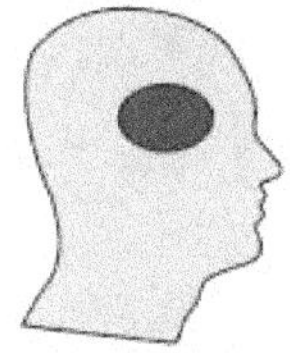 Kæbeled

DATO: __________________   **TID [ ]:** __________________

☐	☐	☐	☐	☐	☐		__________

Sværhedsgraden af smerte

1	2	3	4	5	6	7	8	9	10

Udløsere

☐ Sult	☐ Søvnløshed
☐ Skarpt lys	☐ Sygdom
☐ Kaffe	☐ Træthed
☐ Stress på arbejdet	☐ Lugte/Dufte
☐ Stress derhjemme	☐ Bevægelse
☐ Sprang over måltider	☐ Øjenbelastning
☐ Angst	☐ __________

Hjælpeforanstaltninger

Medicin	
Vand	
Sleepo	
Øvelse	
Andet	
Andet	

Noter: __________________

Migræne-logbog

Migræne-logbog

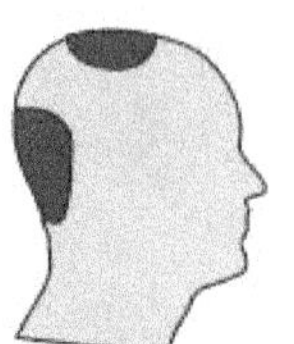
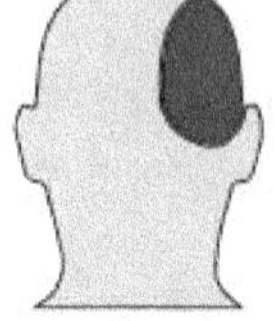
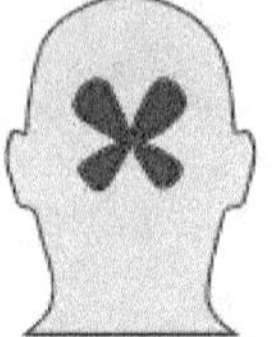
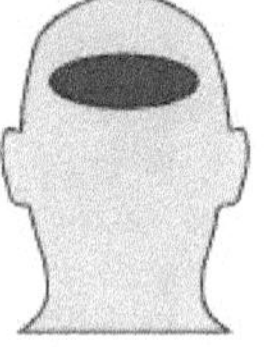
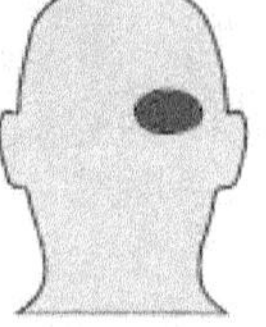
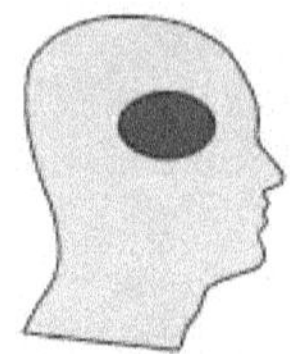

Nakke	Migræne	Bihule	Spænding	Klynge	Kæbeled

DATO: _______________   **TID [ ]:** _______________

☐   ☐   ☐   ☐   ☐   ☐

Sværhedsgraden af smerte

1	2	3	4	5	6	7	8	9	10

Udløsere

☐ Sult   ☐ Søvnløshed

☐ Skarpt lys   ☐ Sygdom

☐ Kaffe   ☐ Træthed

☐ Stress på arbejdet   ☐ Lugte/Dufte

☐ Stress derhjemme   ☐ Bevægelse

☐ Sprang over måltider   ☐ Øjenbelastning

☐ Angst   ☐ _______________

Hjælpeforanstaltninger

Medicin	
Vand	
Sleepo	
Øvelse	
Andet	
Andet	

Noter: _______________

Migræne-logbog

Migræne-logbog

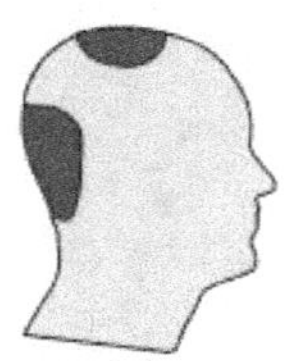
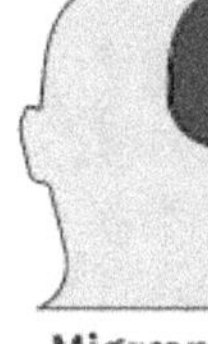
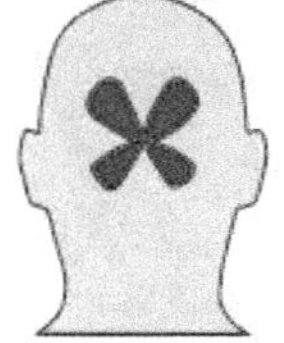
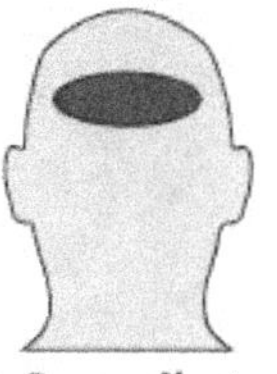
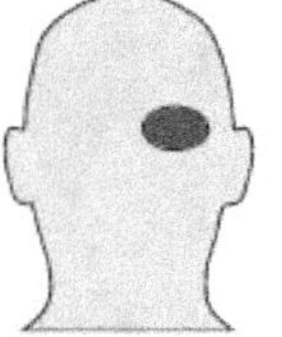
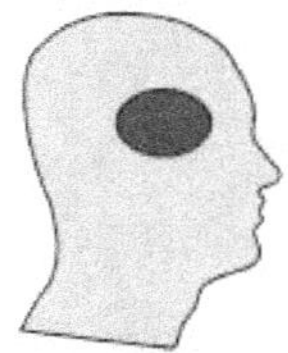

| Nakke | Migræne | Bihule | Spænding | Klynge | Kæbeled |

DATO: ______________   **TID [ ]:** ______________

Sværhedsgraden af smerte

1	2	3	4	5	6	7	8	9	10

Udløsere

- ☐ Sult
- ☐ Skarpt lys
- ☐ Kaffe
- ☐ Stress på arbejdet
- ☐ Stress derhjemme
- ☐ Sprang over måltider
- ☐ Angst
- ☐ Søvnløshed
- ☐ Sygdom
- ☐ Træthed
- ☐ Lugte/Dufte
- ☐ Bevægelse
- ☐ Øjenbelastning
- ☐ ______________

Hjælpeforanstaltninger

Medicin	
Vand	
Sleepo	
Øvelse	
Andet	
Andet	

Noter: ______________

Migræne-logbog

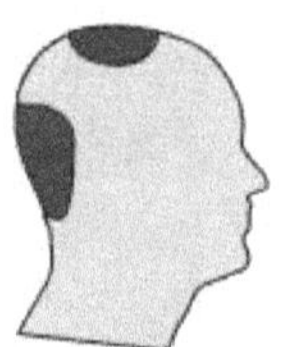 Nakke
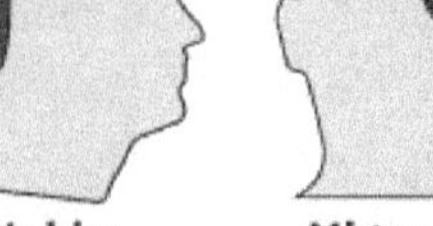 Migræne
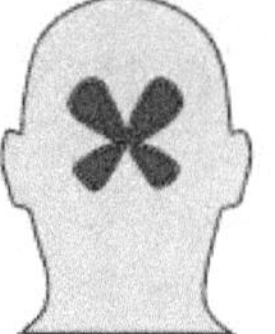 Bihule
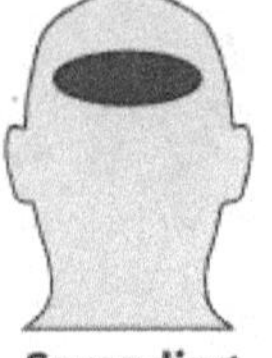 Spænding
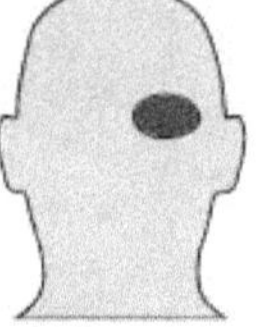 Klynge
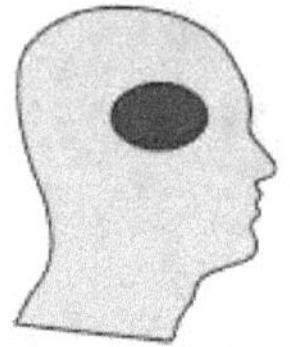 Kæbeled

DATO: _______________   **TID [ ]:** _______________

Sværhedsgraden af smerte

1	2	3	4	5	6	7	8	9	10

Udløsere

- ☐ Sult
- ☐ Skarpt lys
- ☐ Kaffe
- ☐ Stress på arbejdet
- ☐ Stress derhjemme
- ☐ Sprang over måltider
- ☐ Angst
- ☐ Søvnløshed
- ☐ Sygdom
- ☐ Træthed
- ☐ Lugte/Dufte
- ☐ Bevægelse
- ☐ Øjenbelastning
- ☐ _______________

Hjælpeforanstaltninger

Medicin	
Vand	
Sleepo	
Øvelse	
Andet	
Andet	

Noter: _______________

Migræne-logbog

Migræne-logbog

| Nakke | Migræne | Bihule | Spænding | Klynge | Kæbeled |

DATO: _________________   **TID [ ]:** _________________

☐ ☐ ☐ ☐ ☐ ☐   🌡 _________

Sværhedsgraden af smerte

| 1 | 2 | 3 | 4 | 5 | 6 | 7 | 8 | 9 | 10 |

Udløsere

☐ Sult
☐ Skarpt lys
☐ Kaffe
☐ Stress på arbejdet
☐ Stress derhjemme
☐ Sprang over måltider
☐ Angst

☐ Søvnløshed
☐ Sygdom
☐ Træthed
☐ Lugte/Dufte
☐ Bevægelse
☐ Øjenbelastning
☐ _________________

Hjælpeforanstaltninger

Medicin	
Vand	
Sleepo	
Øvelse	
Andet	
Andet	

Noter: _________________

Migræne-logbog

Migræne-logbog

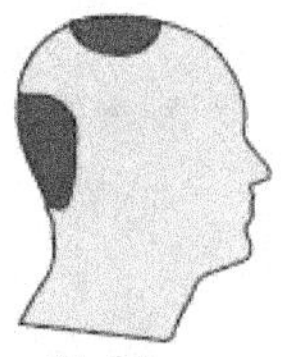 Nakke
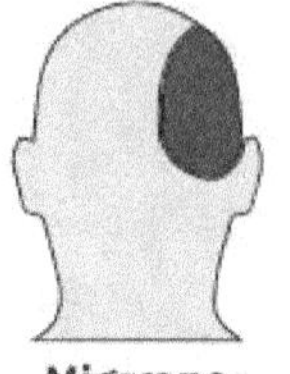 Migræne
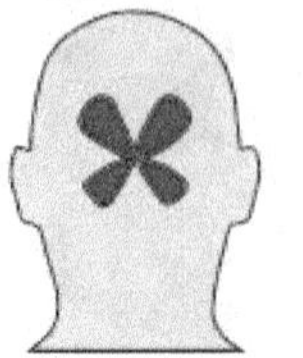 Bihule
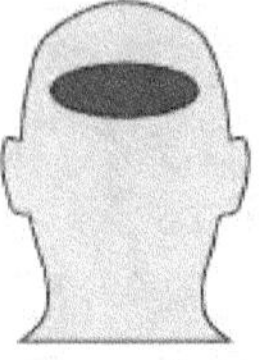 Spænding
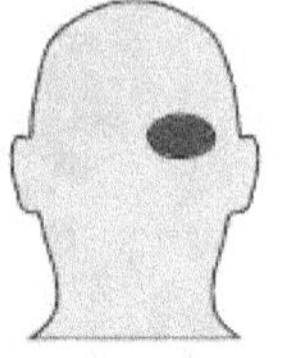 Klynge
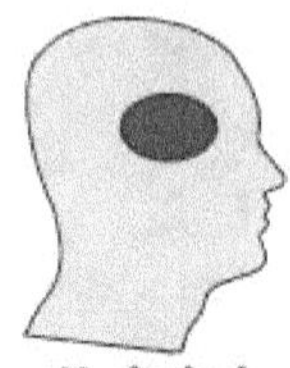 Kæbeled

DATO: ______________________ **TID [ ]:** ______________ ______________

☐ ☐ ☐ ☐ ☐ ☐

Sværhedsgraden af smerte

1	2	3	4	5	6	7	8	9	10

Udløsere

☐ Sult   ☐ Søvnløshed

☐ Skarpt lys   ☐ Sygdom

☐ Kaffe   ☐ Træthed

☐ Stress på arbejdet   ☐ Lugte/Dufte

☐ Stress derhjemme   ☐ Bevægelse

☐ Sprang over måltider   ☐ Øjenbelastning

☐ Angst   ☐ ______________

Hjælpeforanstaltninger

Medicin	
Vand	
Sleepo	
Øvelse	
Andet	
Andet	

Noter: _______________________

Migræne-logbog

Migræne-logbog

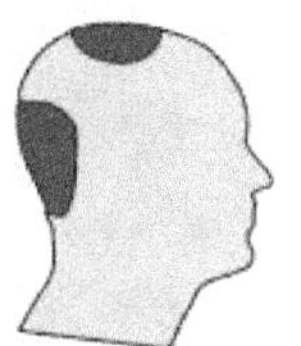
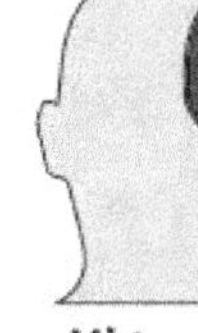
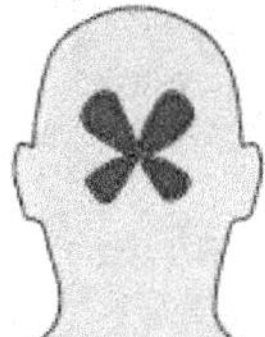
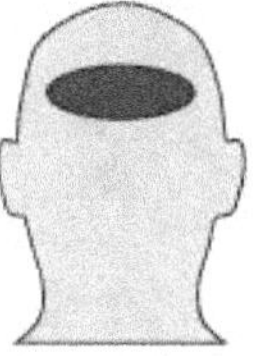
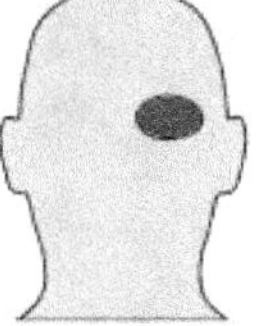
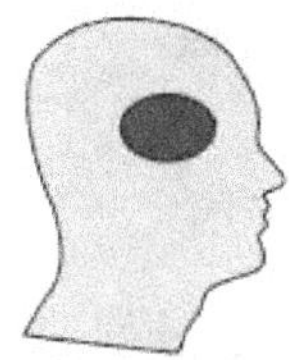

| Nakke | Migræne | Bihule | Spænding | Klynge | Kæbeled |

DATO: _______________   **TID [ ]:** _______________ _______________

Sværhedsgraden af smerte

1	2	3	4	5	6	7	8	9	10

Udløsere

- ☐ Sult
- ☐ Skarpt lys
- ☐ Kaffe
- ☐ Stress på arbejdet
- ☐ Stress derhjemme
- ☐ Sprang over måltider
- ☐ Angst

- ☐ Søvnløshed
- ☐ Sygdom
- ☐ Træthed
- ☐ Lugte/Dufte
- ☐ Bevægelse
- ☐ Øjenbelastning
- ☐ _______________

Hjælpeforanstaltninger

Medicin	
Vand	
Sleepo	
Øvelse	
Andet	
Andet	

Noter: _______________

Migræne-logbog"

Migræne-logbog

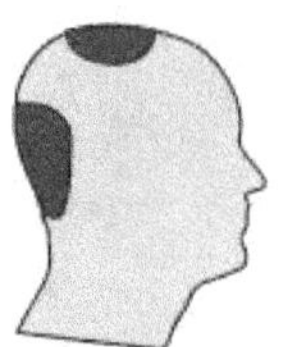

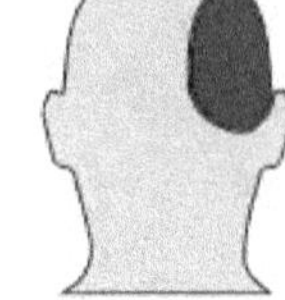

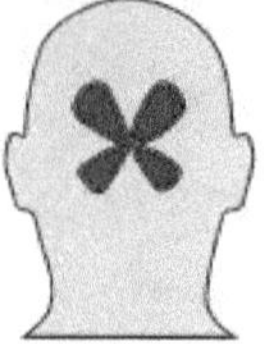

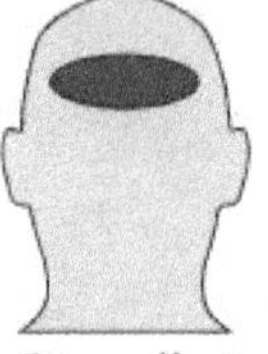

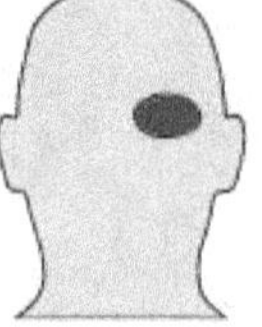

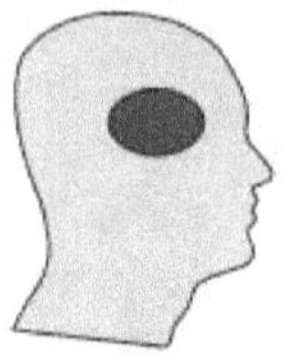

DATO: _____________   TID [ ]: _____________

☐ ☐ ☐ ☐ ☐ ☐ 🌡 _______

Sværhedsgraden af smerte

1	2	3	4	5	6	7	8	9	10

Udløsere

☐ Sult	☐ Søvnløshed
☐ Skarpt lys	☐ Sygdom
☐ Kaffe	☐ Træthed
☐ Stress på arbejdet	☐ Lugte/Dufte
☐ Stress derhjemme	☐ Bevægelse
☐ Sprang over måltider	☐ Øjenbelastning
☐ Angst	☐ _____________

Hjælpeforanstaltninger

Medicin	
Vand	
Sleepo	
Øvelse	
Andet	
Andet	

Noter: _____________________________

Migræne-logbog

Migræne-logbog

Nakke   Migræne   Bihule   Spænding   Klynge   Kæbeled

DATO: ___________   **TID [ ]:** ___________

Sværhedsgraden af smerte

1	2	3	4	5	6	7	8	9	10

Udløsere

- ☐ Sult
- ☐ Skarpt lys
- ☐ Kaffe
- ☐ Stress på arbejdet
- ☐ Stress derhjemme
- ☐ Sprang over måltider
- ☐ Angst

- ☐ Søvnløshed
- ☐ Sygdom
- ☐ Træthed
- ☐ Lugte/Dufte
- ☐ Bevægelse
- ☐ Øjenbelastning
- ☐ ___________

Hjælpeforanstaltninger

Medicin	
Vand	
Sleepo	
Øvelse	
Andet	
Andet	

Noter: ___________

Migræne-logbog